Florian Ploberger
Rezepturen aus westlichen Kräutern für Syndrome der
Traditionellen Chinesischen Medizin

Haftung: Alle Angaben in diesem Buch sind nach bestem wissenschaftlichen Können des Autors gemacht. Weder der Verfasser noch der Verlag können für Angaben über Dosis und Wirkung Gewähr übernehmen. Es bleibt in der alleinigen Verantwortung des Lesers, diese Angaben einer eigenen Prüfung zu unterziehen. Auf die geltenden gesetzlichen Bestimmungen wird ausdrücklich hingewiesen.

Alle Rechte, insbesondere die des Nachdrucks, der Übersetzung, des Vortrags, der Radio- und Fernsehsendung und der Verfilmung sowie jeder Art der fotomechanischen Wiedergabe, der Telefonübertragung und der Speicherung in Datenverarbeitungsanlagen und Verwendung in Computerprogrammen, auch auszugsweise, vorbehalten.

© BACOPA Handels- & Kulturges.m.b.H., BACOPA VERLAG
4521 Schiedlberg/Austria, Waidern 42
E-Mail: office@bacopa.at, verlag@bacopa.at
www.bacopa.at

Printed in the European Union

ISBN: 978-3-901618-91-8

7. korrigierte und überarbeitete Auflage, 2023

Florian Ploberger

Rezepturen aus westlichen Kräutern
für Syndrome der
Traditionellen Chinesischen Medizin

BACOPA VERLAG

Danksagung

Ich bedanke mich bei …

… Ina und Claude Diolosa. Sie waren es, die mir die Welt der Traditionellen Chinesischen Medizin zugänglich machten und mich dazu brachten, mich mit unseren Kräutern auseinanderzusetzen. Von ihnen habe ich mein Wissen und vieles mehr.

… Mag. Walter Fehlinger und seiner Familie. Es ist schön, mit Euch Ideen zu verwirklichen!

… Mag. Ingrid Fischer-Schreiber für ihre Lektorenarbeit und ihr Engagement.

… meinem Lehrer in Peking, Prof. Jia Chang, für das von ihm vermittelte Wissen.

… Mag. Edeltraud Pridun für ihre Unterstützung.

… Judith Schilcher für das Probelesen der Manuskripte.

… Mag. Gwendolyn Ploberger für das Korrekturlesen des Skriptums.

… den vielen kleinen und großen Hilfen von verschiedenen Seiten.

Inhalt

Einleitung 8

Die Leber 13
    Leber-Yin-Mangel 15
    Leber-Yang-Mangel 18
    Leber-Blut-Mangel 21
    Leber-Blut-Stagnation 25
    Feuchte-Hitze in der Leber 28
    Leber-Qi-Stagnation 36
    Aufsteigendes Leber-Yang 41

Das Herz 45
    Herz-Qi-Mangel 47
    Herz-Yin-Mangel 49
    Herz-Yang-Mangel 52
    Herz-Feuer 55
    Herz-Blut-Mangel 61
    Herz-Blut-Stagnation 64

Die Milz 67
    Milz-Qi-Mangel 69
    Milz-Yang-Mangel 72
    Die Milz kann das Blut nicht halten 77
    Feuchte-Kälte in der Milz 80
    Feuchte-Hitze in der Milz 84

Der Magen 89
    Magen-Yin-Mangel 90
    Magen-Feuer 92
    Magen-Kälte 98
    Rebellierendes Magen-Qi 101
    Nahrungsmittel-Stagnation 103

Die Lunge 110
    Lungen-Qi-Mangel 112
    Lungen-Yin-Mangel 115
    Feuchte-Kälte in der Lunge 121
    Feuchte-Hitze in der Lunge 124

Der Dickdarm 128
    Feuchte-Hitze im Dickdarm 129
    Feuchte-Kälte im Dickdarm 133
    Säfte-Mangel im Dickdarm 137

Die Nieren 139
    Nieren-Qi-Mangel 141
    Nieren-Yin-Mangel 145
    Nieren-Yang-Mangel 150
    Die Nieren nehmen das Qi nicht auf 155

Die Blase 159
    Feuchte-Hitze in der Blase 161
    Feuchte-Kälte in der Blase 168

Verschiedenes
    Bi-Syndrom 170
    Qi-Stagnation und Blut-Stagnation 174
    Blut-Hitze 178
    Säfte-Mangel 181

Differenzierung nach dem Sechs-Schichten-System 184

Fallbeispiele 195

Westliche Krankheitsbilder und deren
    entsprechende chinesische Syndrome 214

Verwendete Kräuter 224

Index 234

Literaturverzeichnis 242
Heilkräuter-Bezugsquellen 248

Einleitung

Zu Beginn möchte ich die Gelegenheit nutzen und mich für die Rückmeldungen über das Buch „Westliche Kräuter aus Sicht der TCM" bedanken. Sie haben mich erfreut und ermutigt, ein Buch über Rezepturen zu schreiben. Denjenigen, die sich mit ehrlicher, konstruktiver Kritik gemeldet haben, danke ich besonders!

Das Wissen über die Traditionelle Chinesische Medizin nimmt in Europa ständig zu. Seitens der Patienten wird die Nachfrage nach Akupunktur, Tuina, Qigong, Diätetik und Kräutertherapie aus China immer stärker. (So schreibe ich diese Zeilen auch gerade auf einem Laptop in einem Krankenhaus, in dem ich heute einen Nachtdienst absolviere.)

In dem vorliegenden Buch werden Rezepturen aus westlichen Kräutern nach den Kriterien der TCM vorgestellt. Es soll als Brückenschlag dienen: chinesisches Wissen, jedoch auf die bei uns im Westen wachsenden Pflanzen übertragen. Das Buch soll all jenen dienen, die mit westlichen Kräutern arbeiten und helfen wollen – egal, ob als Arzt, Therapeut, Heilpraktiker, Krankenschwester, Masseur oder im „Hausgebrauch". Da eine traditionell chinesische Nomenklatur verwendet wird, ist zu einem besseren Verständnis und zu einer erfolgreichen Verschreibung der Rezepturen ein Basiswissen der TCM (Traditionelle Chinesische Medizin) empfehlenswert.

Es werden Rezepturen behandelt, die aus mitteleuropäischen Pflanzen bestehen – mit der Ausnahme von Kräutern, die in fast jedem Haushalt zu finden sind wie Nelken, Zimt und Ingwer. Absichtlich sind die Rezepturen nach Funktionskreisen und Syndromen der TCM und nicht nach westlichen Krankheitsbildern gegliedert.

Dabei steht das Verständnis der chinesischen Medizin, vor allem die Differenzialdiagnose, im Vordergrund; es geht nicht darum, Fertigrezepturen für diese oder jene Krankheit anzubieten.

Dieses Buch stellt nicht den Anspruch, der Weisheit letzter Schluss zu sein, es ist vielmehr als Anregung gedacht. Sicherlich werden in Zukunft weitere Veröffentlichungen zu diesem Thema folgen. Viel ist bereits erforscht und erarbeitet, aber es ist noch genug zu erledigen, um unseren Patienten optimal helfen zu können.

Noch einmal möchte ich mich von ganzem Herzen bei Claude Diolosa bedanken.

Vorwort zur dritten Auflage

Liebe Leserin, lieber Leser,

mir ist vor kurzer Zeit ein wunderbarer Spruch zugefallen, den ich nun mit Ihnen teilen möchte:

> Willst Du ein Schiff bauen,
> so rufe nicht die Menschen zusammen,
> um die Pläne zu machen,
> Arbeit zu verteilen,
> Werkzeuge zu holen,
> und Holz zu schlagen,
> sondern lehre sie
> die große Sehnsucht
> nach dem großen endlosen Meer.
>
> ANTOINE DE SAINT-EXUPÉRY
> (der Verfasser des Kleinen Prinzen)

Wenn man diesen Spruch auf das Thema des vorliegenden Buches anwendet, so könnte man sinngemäß zusammenfassen: wer den Menschen durch die Anwendung westlicher Kräuter aus Sicht der Traditionellen Chinesischen Medizin erfolgreich Hilfe zukommen lassen möchte, wird es schaffen, wenn seine Sehnsucht groß genug ist.

Wir haben die 3. Auflage des Buches zum Anlass genommen, den Text vollständig zu überarbeiten. An dieser Stelle sei zahlreichen Lesern für ihre konstruktive Kritik gedankt. Abschließend möchte ich Ihnen viel Freude beim Lesen dieses Buches wünschen,

mit besten Grüßen
Florian Ploberger

Im Sommer des Feuer-Schwein-Jahres (2007)

Zum Aufbau des Buches

Die Rezepturen sollen der Therapie von Syndromen der chinesischen Medizin dienen. So finden sich Rezepturen für einen Nieren-Yang-Mangel, für Feuchte-Kälte in der Lunge, eine Leber-Qi-Stagnation usw. Jedem dieser Syndrome ist eine ausführliche Beschreibung gewidmet. Beschrieben werden:

- Ursachen
- Symptome
- Zungen- und Pulsbefunde
- entsprechende westliche Krankheitsbilder
- bekannte chinesische Rezepturen

Im Anschluss finden Sie die eigentlichen Rezepturen. Jeder Rezeptur ist eine eigene Seite gewidmet. Hier werden die Kräuter samt Dosierung, die Wirkung der Rezeptur und deren Indikationen aufgelistet. Zungen- und Pulsbefund sind angeführt, wann immer sie relevant sind.

Eine Anmerkung zu der Dosierung der Kräuter: Die Zahlen nach jedem Kraut stellen Grammangaben des betreffenden Krautes pro Tag dar.

In manchen Fällen folgen noch einige Anmerkungen und Empfehlungen (Sie finden sie unter „Tipp").

Abgerundet wird das Buch durch einige Fallbeispiele sowie einen umfassenden Index.

Da die Einteilung der Kräuter, deren Zubereitung, das Zusammenstellen einer Rezeptur, die Dosierung, die Dauer der Anwendung sowie die acht Therapieverfahren bereits im Buch über die Einzelkräuter abgehandelt wurden, möchte ich einfach auf dieses Buch verweisen (Florian Ploberger, „Westliche Kräuter aus Sicht der Traditionellen Chinesischen Medizin").

Ich hoffe, dass dieses Buch für viele Menschen eine Bereicherung darstellt, den Ansprüchen der Leser gerecht wird und einen kleinen Teil zur Anwendung und Verbreitung der westlichen Kräuter beiträgt.

Möge vielen Menschen durch die Kräuter geholfen werden!

Florian Ploberger
Im Herbst des Metall-Drachen-Jahres (2000)

Die Leber (gan)

Die Funktionen der Leber in der TCM

- Die Leber ist für die Speicherung des Blutes zuständig. Dieses wird abgegeben, um Muskeln und Sehnen zu versorgen.
- Die Leber ist für die Beförderung und Ausscheidung zuständig. Unter anderem stehen die Darmperistaltik und das Zwerchfell unter dem Einfluss der Leber.
- Die Leber ist für die Zirkulation des Qi verantwortlich. Was die Leber gar nicht mag, ist Druck und Einengung, sie will ihr eigenes Potenzial ausleben können. Ist ihr dies nicht möglich, kommt es zu einer Leber-Qi-Stagnation mit folgenden Symptomen: Zyklusschmerzen, Prämenstruelles Syndrom (PMS), Schmerzen in der Brust und unter dem Rippenbogen, Reizbarkeit. Bei einer Leber-Qi-Stagnation seufzt der Patient gerne, er neigt zu Kopfschmerzen im Schläfenbereich und zu Schmerzen unter dem Rippenbogen, er lässt sich nicht anfassen usw.

Oft wirkt sich die Anspannung auch auf das Herz (Beklemmungsgefühl) und den Magen (Schmerzen im Bauchbereich, Völlegefühl und Meteorismus (Blähungen) – Holz attackiert Erde) aus.

Um die Symptome einer Leber-Qi-Stagnation gut verstehen zu können, ist es nützlich, den inneren Verlauf des Lebermeridians zu kennen. (Als Erklärung: Jedem Organ ist ein Meridian zugeordnet, auf den in der Akupunktur, im Shiatsu, in der Akupunktmassage, im Tuina eingewirkt wird. Jeder dieser Meridiane besitzt zusätzlich zu dem oberflächlichen Verlauf noch einen inneren.)

Beim Lebermeridian ist der innere Verlauf vereinfacht folgender: Seine Basis befindet sich im Bereich der Gebärmutter bzw. Prostata und geht durch Magen, Leber, Zwerchfell und am Herzen vorbei. Im Hals passiert er die Schilddrüse und zieht weiter in Richtung Augen, mit einer Abzweigung zur Zunge. Das Ende ist am Vertex.

Bei einer Leber-Qi-Stagnation treten im Bereich des inneren Verlaufs des Meridians nun folgende Symptome auf: Schmerzen im Bauchbereich, Völlegefühl und Blähungen, Beklemmungsgefühl (Herz),

Kurzatmigkeit, Beklemmung, Seufzen (Zwerchfell), Schluckstörungen, Kloß im Hals oder – wie es die Chinesen nennen – Pflaumenkerngefühl (Hals), Kopfschmerzen im Vertexbereich und Migräne (seitliche Kopfschmerzen).

- Die Augen sind der Öffner der Leber. Obwohl sich alle Meridiane in den Augen treffen, ist die Leber ihr Hauptversorger. In der Gesichtsdiagnostik wird mit Hilfe der Augen das Shen des Menschen diagnostiziert. Shen ist jene Psychokomponente, die dem Herz zugeordnet wird. Je klarer die Skleren und je ruhiger die Augen, desto klarer das Shen. Bei trüben Augen ist auch das Shen getrübt.
- Die Sehnen und Muskeln werden von der Leber versorgt. Die Fingernägel sind „die Vollkommenheit der Sehnen". Auch die Haare werden von der Leber versorgt. Daher äußert sich ein Leber-Blut-Mangel in weichen Fingernägeln, trockenen und brüchigen Haaren, in einer Anfälligkeit für Sehnenscheidenprobleme und in Krämpfen.
- Die Psychokomponente der Leber ist das Hun. Im Hun wird alles emotional und psychisch Erlebte gespeichert, und zwar ohne Unterscheidung und Filter. Hun gilt als Ursprung von Neurosen und Psychosen. Gemeinsam mit Po (siehe Lunge) bildet das Hun unser Unterbewusstsein. Durch gewisse Methoden wie Hypnose, Psychotherapie, aber auch in Träumen und im Rausch zeigt sich der Inhalt des Hun. Wut und Zorn sind die Emotionen, die den freien Fluss des Leber-Qi stören (vor allem, wenn sie unterdrückt werden).
- Der der Leber entsprechende Klimafaktor ist der Wind.
- Der Leber entsprechen die Farbe Grün und die Himmelsrichtung Osten.
- Die Leber-Zeit ist laut Organuhr von 1:00 bis 3:00. Damit steht die Leber in Opposition zum Dünndarm. Zur Gallenblase steht sie nach der Bruder-Schwester-Regel in Opposition. Im Sechs-Schichten-System ist sie mit dem Perikard gekoppelt. Diese Kombination trägt den Namen Jueyin.

Leber-Yin-Mangel (ganyinxu)

Die Ursachen

Bei einem Leber-Yin-Mangel kann es sich um eine konstitutionelle Schwäche des Nieren- und Leber-Yin handeln. Außerdem können auch Stress, Überarbeitung und psychische Belastungen, wenn sie lange Zeit ohne Pause bestehen, zu einem Leber-Yin-Mangel führen. Hier sind es die Emotionen Wut, Zorn und Aggression, die zu einer Leber-Qi-Stagnation führen, die ihrerseits Hitze im Körper erzeugt, die wiederum das Blut und Yin verletzt. Unterstützt wird dieser Prozess durch übermäßigen Alkoholkonsum.

Weiters können eine insuffiziente Blutproduktion auf Grund eines Milz-Qi-Mangels, eine Schwäche des Nieren-Jing und exzessive Blutverluste einen Leber-Yin-Mangel hervorrufen.

Die Symptome

Ein Leber-Yin-Mangel ist keine Kleinigkeit! Die Patienten leiden unter Hitzewallungen, Schlafstörungen und Nachtschweiß, aber auch unter Schwindel, einem hoch frequenten Tinnitus, Kopfschmerzen am Hinterkopf oder seitlich sowie Sehstörungen und Gesichtsfeldausfällen. Oft treten bei Menschen mit Leber-Yin-Mangel auch Parästhesien (Missempfindungen) der Extremitäten und Krämpfe auf. Sowohl die Augen als auch der Mund- und Rachenbereich sind trocken.

Zunge: rot, trocken ohne Belag
Puls: dünn *(xi)*, schnell *(shuo)*, oberflächlich *(fu)*, möglicherweise saitenförmig *(xian)*

Hauptsymptome

- Vertigo (Schwindel)
- Parästhesien (Missempfindungen)
- Insomnia (Schlaflosigkeit)
- Cephalea (Kopfschmerzen)

➡

Entsprechende westliche Krankheitsbilder
- Vertigo (Schwindel)
- Tinnitus (Ohrensausen)
- Menopausale Beschwerden (Wechseljahrbeschwerden)
- Strabismus (Schielen)
- Myopie (Kurzsichtigkeit)
- Hypertonie (hoher Blutdruck)
- Anämie (Blut-Mangel)

Chinesische Rezepturen
Liuwei dihuang wan jiajian

Leber-Yin-Mangel (ganyinxu)

Inhaltsstoffe:

Herba Stellaria media / Vogelmiere 5 g
Fructus Cardui mariae / Mariendistel 9 g
Herba et Radix Taraxaci / Löwenzahn 2 g
Herba Agrimoniae / Odermennig 5 g

Wirkung
− Tonisiert das Leber-Yin
− Leitet Feuchte-Hitze aus der Leber aus

Indikationen
− Vertigo (Schwindel)
− Parästhesien (Missempfindungen)
− Insomnia (Schlaflosigkeit) mit Nachtschweiß
− Cephalea (Kopfschmerzen)
− Tinnitus (Ohrensausen)
− Menopausale Beschwerden (Wechseljahrbeschwerden)
− Strabismus (Schielen)
− Hitzewallungen

Zunge: rot, trocken ohne Belag
  Puls: dünn *(xi)*, schnell *(shuo)*, möglicherweise saitenförmig *(xian)*

Leber-Yang-Mangel (ganyangxu)

Die Ursachen
Oft ist es eine Kälte-Invasion von außen, die auf Grund eines allgemeinen Yang-Mangels des Körpers relativ leicht eindringen kann. Begünstigt wird der Yang-Mangel der Leber durch abkühlende Nahrungsmittel wie Joghurt, Gurken, Südfrüchte usw.

Die Symptome
Oft bestehen Schmerzen und ein Spannungsgefühl im Unterbauch. Die Schmerzen werden als „nach unten ziehend" empfunden. Hoden und Skrotum können in Mitleidenschaft gezogen sein. Ein Kältegefühl in den Genitalien, das in die Leistengegend und die Oberschenkelinnenseite ausstrahlt und mit Störungen der Sexualität einhergeht, sind weitere Symptome. Wärme bringt eine Verbesserung. Menschen mit einem Yang-Mangel der Leber sind meistens eher blass und sehr sanft.

Zunge: blass, weißer Belag
Puls: tief *(chen)*, langsam *(chi)*, bei Schmerzen möglicherweise saitenförmig *(xian)*

Hauptsymptome
– Schmerzen und Spannungsgefühl im Unterbauch
– Kältegefühl in den Genitalien

Entsprechende westliche Krankheitsbilder
– Varikozele (Erweiterung der Venen im Hodensack)
– Hypotonie (niederer Blutdruck)
– Uteruszysten (Zysten der Gebärmutter)
– Prostatadynie (Schmerzen im Bereich der Vorsteherdrüse)
– Impotenz (erektile Dysfunktion, Erektionsstörung)

Leber-Yang-Mangel (ganyangxu) 1

Inhaltsstoffe:

Fructus Foeniculi / Fenchelsamen 5 g
Fructus Anisi / Anissamen 5 g
Herba Artemisie vulgaris / Beifuß 5 g
Radix Calami / Kalmuswurzel 5 g
Folium Juglandis / Walnussblätter 5 g

Wirkung:
- Tonisiert das Leber-Yang
- Tonisiert das Nieren- und Milz-Yang

Indikationen:
- Schmerzen und Spannungsgefühl im Unterbauch
- Kältegefühl in den Genitalien
- Varikozele (Erweiterung der Venen im Hodensack)
- Impotenz (erektile Dysfunktion, Erektionsstörung), Libidomangel
- Uterus- und Ovarialzysten (Gebärmutter- und Eierstockzysten)
- Hypotonie (niederer Blutdruck)
- Appetitlosigkeit

Zunge: blass, weißer Belag
Puls: tief *(chen)*, langsam *(chi)*, möglicherweise (bei Schmerzen) saitenförmig *(xian)*

Leber-Yang-Mangel (ganyangxu) 2

Inhaltsstoffe:

Fructus Carvi / Kümmelsamen 5 g
Radix Petasites / Pestwurz 5 g
Radix Petroselini / Petersilienwurzel 5 g
Fructus Anisi / Anissamen 5 g
Herba Artemisie vulgaris / Beifuß 5 g
Herba Allii ursini / Bärlauch 5 g
Folium Juglandis / Walnussblätter 5 g

Wirkung
- Tonisiert das Leber-Yang
- Tonisiert das Nieren- und Milz-Yang

Indikationen
- Schmerzen und Spannungsgefühl im Unterbauch
- Kältegefühl in den Genitalien
- Varikozele (Erweiterung der Venen im Hodensack)
- Impotenz (erektile Dysfunktion, Erektionsstörung), Libidomangel
- Uterus- und Ovarialzysten (Gebärmutter- und Eierstockzysten)
- Appetitlosigkeit
- Ängstlichkeit
- Hypotonie (niederer Blutdruck)

Zunge: blass, weißer Belag
Puls: tief *(chen)*, langsam *(chi)*, bei Schmerzen saitenförmig *(xian)*

Leber-Blut-Mangel (ganxuexu)

Die Ursachen

Da die Milz für die Blutproduktion zuständig ist, können ein Milz-Qi- und Milz-Yang-Mangel mit der Zeit zu einem Leber-Blut-Mangel führen. Deshalb heißt es auch in der Chinesischen Medizin: „Die Milz ist für die Blutproduktion verantwortlich, die Leber speichert das Blut, und das Herz verteilt das Blut." Außerdem kann ein Leber-Blut-Mangel auch durch Blutverluste (zu starke Menstruation, Verletzungen, Geburten etc.), einen Nieren-Jing-Mangel und übermäßigen Genuss scharf-warmer Lebensmittel und Kräuter hervorgerufen werden.

Die Symptome

Menschen mit einem Blut-Mangel klagen über Müdigkeit, haben eine blasse Gesichtsfarbe. Auch die Lippen sind blass. Da Muskeln und Sehnen nicht ausreichend versorgt werden, kann es zu Spasmen, Parästhesien und einer Anfälligkeit für Sehnenscheidenprobleme kommen. Die Finger- und Zehennägel sind dünn, blass und brüchig. Die Augen sind trocken, Gesichtsfeldausfälle und Nachtblindheit sind möglich. Es kann zu Schwindel und Tremor kommen. Der Schlaf ist oberflächlich, mit einer Tendenz zu lebhaften Träumen oder sogar Alpträumen. Die Menstruation, die nur bei ausreichend Leber-Blut zu Stande kommt, kann unregelmäßig, schmerzhaft oder zu schwach sein. Bei einem starken Blut-Mangel kann es zu Amenorrhoe kommen.

Zunge: blass, dünn, trocken; möglicherweise leicht zitternd
Puls: dünn *(xi)*

Hauptsymptome

- Müdigkeit
- Blässe
- Brüchige Fingernägel
- Trockene Haut
- Alpträume

Entsprechende westliche Krankheitsbilder

- Anämie (Blut-Mangel) ➡

- Menstruationsstörungen
- Amenorrhoe (Ausbleiben der Menstruation)
- Tendovaginitis (Sehnenscheidenentzündung)
- Tics (spontane Muskelkontraktionen)
- Perniziöse Anämie (Vitamin B 12 Mangel)
- Myopie (Kurzsichtigkeit)

Chinesische Rezepturen

Siwutang

Bugantang

Leber-Blut-Mangel (ganxuexu) 1

Inhaltsstoffe:

Herba Nasturtii / Brunnenkresse 5 g
Herba Anserinae / Gänsefingerkraut 5 g
Herba Urticae / Brennnessel 5 g
Radix Glycyrrhizae / Süßholz 3 g
Herba Pulmonariae / Lungenkraut 5 g

Wirkung
– Tonisiert das Leber-Blut
– Kühlt das Blut

Indikationen:
– Müdigkeit und Blässe
– Brüchige Fingernägel
– Anfälligkeit für Tendovaginitis (Sehnenscheidenentzündung)
– Spastik der Extremitäten (Krämpfe im Bereich der Gliedmaßen)
– Neurodermitis
– Trockene Haut
– Alpträume
– Dysmenorrhoe (Schmerzen zur Zeit der Menstruation)

Zunge: blass, dünn, trocken; möglicherweise leicht zitternd
Puls: dünn *(xi)*

Tipp: Nahrungsmittel, die das Leber-Blut tonisieren, sind Kürbis, Karotten, Datteln, Petersilie, rotes Fleisch sowie Geflügel.

Bei einer Milz-Schwäche ist der Rohkost-Anteil zu vermindern; besteht gleichzeitig auch ein Yin-Mangel, muss man auch auf scharfe Nahrungsmittel verzichten. In diesem Fall helfen keine Eisentabletten, denn das Eisen kann nicht resorbiert werden.

Leber-Blut-Mangel (ganxuexu) **2**

Inhaltsstoffe:

Semen Lini / Leinsamen 5 g
Herba Nasturtii / Brunnenkresse 5 g
Herba Urticae / Brennnessel 5 g
Radix Glycyrrhizae / Süßholz 3 g
Radix Althaeae / Eibischwurzel 5 g
Radix Taraxaci / Löwenzahnwurzel 5 g

Wirkung:
- Tonisiert das Leber-Blut
- Kühlt das Blut

Indikationen:
- Müdigkeit und Blässe
- Brüchige Fingernägel
- Anfälligkeit für Tendovaginitis (Sehnenscheidenentzündung)
- Spastik der Extremitäten (Krämpfe im Bereich der Gliedmaßen)
- Neurodermitis
- Dys- und Amenorrhoe (Schmerzen bei der bzw. Ausbleiben der Menstruation)

Zunge: blass, dünn, trocken; möglicherweise leicht zitternd
Puls: dünn *(xi)*

Leber-Blut-Stagnation (ganxue yuju)

Die Ursachen

Die Ursachen einer Leber-Blut-Stagnation sind die gleichen wie bei der Leber-Qi-Stagnation. Außerdem kann es nach Operationen im Unterbauch oder Abtreibungen zu einer Leber-Blut-Stagnation kommen. Auch die Spirale kann dazu beitragen.

Die Symptome

Das Hauptsymptom sind Schmerzen, die als stechend empfunden werden. Durch Druck wird der Schmerz verstärkt. Die Schmerzen sind hauptsächlich im Unterbauch und im Hypochondrium lokalisiert. Auf jeden Fall lassen sie sich gut lokalisieren.

Die Menstruation kann unregelmäßig sein und mit starken Schmerzen einhergehen. Ein Kennzeichen einer Leber-Blut-Stagnation ist klumpiges Blut zur Zeit der Menstruation.

Zunge: blau violett, vor allem an den Rändern, möglicherweise mit Punkten
Puls: saitenförmig *(xian)* und rau *(se)*

Hauptsymptome

- Lokalisierte Schmerzen
- Dysmenorrhoe (Schmerzen zur Zeit der Menstruation) mit klumpigem Blut

Entsprechende westliche Krankheitsbilder

- Myome (gutartige Gewächse der Gebärmutter)
- Dysmenorrhoe (Schmerzen zur Zeit der Menstruation)
- Colon irritable (Reizdarm)
- Schmerzen im Hypochondrium (unter dem Rippenbogen)

Chinesische Rezeptur

Siwutang jiajian

Leber-Blut-Stagnation (ganxue yuju) 1

Inhaltsstoffe:

Herba Alchemillae / Frauenmantel 5 g
Herba Bursae pastoris / Hirtentäschel 5 g
Folium Rosmarini / Rosmarin 5 g
Flos Calendulae / Ringelblume 5 g
Herba Millefolii / Schafgarbe 5 g

Wirkung:
– Wirkt Leber-Blut- und Leber-Qi-Stagnationen entgegen

Indikationen:
– Lokalisierte Schmerzen
– Dysmenorrhoe (Schmerzen zur Zeit der Menstruation) mit klumpigem Blut
– PMS (Schmerzen vor der Menstruation)
– Myome (gutartige Gewächse der Gebärmutter)
– Colon irritable (Reizdarm)
– Schmerzen im Hypochondrium (unter dem Rippenbogen)

Zunge: blau-violett, vor allem an den Rändern, möglicherweise mit Punkten
Puls: saitenförmig *(xian)* und rau *(se)*

Leber-Blut-Stagnation (ganxue yuju) 2

Inhaltsstoffe:

Herba Alchemillae / Frauenmantel 5 g
Folium Rosmarini / Rosmarin 4 g
Radix Paeonia rubra / Rote Pfingstrosenwurzel 5 g
Herba Bursae pastoris / Hirtentäschel 5 g
Flos Calendulae / Ringelblume 5 g
Herba Millefolii / Schafgarbe 5 g

Wirkung:
– Wirkt Leber-Blut- und Qi-Stagnationen entgegen

Indikationen:
– Lokalisierte Schmerzen
– Dysmenorrhoe (Schmerzen zur Zeit der Menstruation) mit klumpigem Blut
– PMS (Schmerzen vor der Menstruation)
– Myome (gutartige Gewächse der Gebärmutter)
– Colon irritable (Reizdarm)
– Schmerzen im Hypochondrium (unter dem Rippenbogen)

Zunge: blau-violett, vor allem an den Rändern, möglicherweise mit Punkten
Puls: saitenförmig *(xian)* und rau *(se)*

Feuchte-Hitze in der Leber (ganshire)

Die Ursachen

Zu viel fette und scharfe Nahrungsmittel können mit der Zeit zu Feuchte-Hitze in der Leber führen. Besonders kritisch sind in dieser Hinsicht Käse, gegrillte Speisen, süßer Alkohol, Zwiebeln, Knoblauch und Wurst.

Feucht-heißes Klima wie in den Subtropen und eine Leber-Qi-Stagnation in Kombination mit einer Milz-Schwäche können ebenfalls zu Feuchte-Hitze in der Leber beitragen. Oft spielen auch aufgestauter Zorn und Aggression eine große Rolle. Die Emotion, die der Feuchte-Hitze entspricht, ist die Eifersucht. Eifersucht besteht aus zwei Komponenten: aus Hitze = Aggression und aus Feuchtigkeit = Grübeln.

Die Symptome

Oft treten nässende Dermatosen, Herpes labialis oder genitalis, seitliche Kopfschmerzen mit Übelkeit, Schwindel oder Appetitlosigkeit auf. Viele Patienten vertragen keine starken Gerüche oder scharfe Lebensmittel, keinen Alkohol und keine fetten Milchprodukte, da diese die Feuchte-Hitze verstärken.

Feuchte-Hitze in der Leber geht oft einher mit einem trüben, gelben Urin, mit breiigen, übel riechenden und brennenden Stühlen oder einem gelblichen, geruchsintensiven Ausfluss.

Ausfluss, aber auch Schleim in der Lunge, Nasensekret und die Absonderungen von nässenden Dermatosen werden folgendermaßen eingeteilt: Je mehr Hitze vorhanden ist, desto dunkler, fester und stärker riechend wird der Schleim.

Bei Feuchte-Kälte ist das Sekret hell, dünnflüssig und fast geruchlos, während der Schleim bei Feuchte-Hitze gelb, zähflüssig, stark riechend ist. Patienten mit Feuchte-Hitze in der Leber haben häufig hohe Cholesterin- und Triglyceridwerte und neigen zu Arteriosklerose.

Männer neigen zu Problemen der Prostata, z. B. zu Prostataentzündungen und -vergrößerungen. Auch Hepatitis, Cholezystitis und Gallensteine fallen in diesen Bereich.

Zunge: roter Zungenkörper mit gelbem Belag
Puls: gleitend *(hua)* und schnell *(shuo)*, saitenförmig *(xian)*

Hauptsymptome

- Nässende Dermatosen (Hauterkrankungen)
- Herpes genitalis (Virusinfektion im Genitalbereich)
- Herpes labialis (Fieberblasen)
- Seitliche Cephalea (Kopfschmerzen) mit Übelkeit
- Vertigo (Schwindel)
- Gelblicher, übel riechender genitaler Ausfluss

Entsprechende westliche Krankheitsbilder

- Hepatitis (Leberentzündung)
- Prostatitis (Entzündung der Vorsteherdrüse)
- Hypercholesterinämie und Hypertriglyceridämie (erhöhte Blutfettwerte)
- Hypertonie (hoher Blutdruck)
- Fluor vaginalis (Scheideninfektionen mit Ausfluss)
- Cholezystitis (Gallenblasenentzündung) und Cholelithiasis (Gallensteine)
- Herpes genitalis (Virusinfektion im Genitalbereich)
- Herpes labialis (Fieberblasen)
- Migräne (seitliche Kopfschmerzen)

Chinesische Rezepturen

Longdan xiegan tang
Dachaihu tang

Feuchte-Hitze in der Leber (ganshire) 1

Inhaltsstoffe:
Radix Taraxaci / Löwenzahnwurzel 15 g
Herba Urticae / Brennnessel 8 g
Herba Equiseti / Ackerschachtelhalm 8 g
Folium Betulae / Birkenblätter 5 g
Fructus cum Semen Cynosbati / Hagebuttenfrüchte mit Samen 5 g

Wirkung:
- Kühlt Feuchte-Hitze in der Leber
- Kühlt das Blut

Indikationen:
- Nässende Dermatosen (Hautprobleme)
- Arteriosklerose
- Hypertonie (hoher Blutdruck)
- Migräne (Seitliche Kopfschmerzen)
- Herpes labialis (Fieberblasen)
- Hypercholesterinämie und Hypertriglyceridämie (erhöhte Blutfettwerte)

Zunge: roter Zungenkörper mit gelbem Belag
Puls: saitenförmig *(xian)*, gleitend *(hua)* und schnell *(shuo)*

Feuchte-Hitze in der Leber (ganshire) 2

Inhaltsstoffe:

Folium Betulae / Birkenblätter 8 g
Herba Urticae / Brennnessel 8 g
Fructus cum Semen Cynosbati / Hagebuttenfrüchte 8 g
Herba Solidaginis virgaureae / Goldrutenkraut 8 g
Radix cum Herba Taraxaci / Löwenzahnwurzel mit Kraut 8 g

Wirkung:
– Kühlt Feuchte-Hitze in der Leber
– Kühlt Feuchte-Hitze in der Blase

Indikationen:
– Zystitis (Blasenentzündung) mit dunkel-gelbem Urin
– Prostatitis (Entzündung der Vorsteherdrüse)
– Herpes genitalis (Virusinfektion im Genitalbereich)

Zunge: roter Zungenkörper mit gelbem Belag
Puls: saitenförmig *(xian)*, gleitend *(hua)* und schnell *(shuo)*

Tipp: Dieser Tee soll getrunken werden, bis der Urin hell und geruchlos ist. Falls nicht alle Kräuter vorhanden sind, kann als Einzelkraut Goldrute verwendet werden. Goldrute leitet Feuchte-Hitze aus dem Unteren Erwärmer aus, ist entzündungshemmend und spasmolytisch.

Feuchte-Hitze in der Leber (ganshire) 3

Inhaltsstoffe:

Flos Chrysanthemi / Chrysanthemen 10 g
Herba Euphrasia / Augentrost 7 g
Flos Matricariae / Kamille 5 g
Flos Calendulae / Ringelblume 5 g

Wirkung:
– Leitet Feuchte-Hitze in der Leber aus

Indikationen:
– Konjunctivitis (Bindehautentzündung)
– Blepharitis (Lidrandentzündungen)

Zunge: roter Zungenkörper mit gelbem Belag
Puls: schnell *(shuo)*, saitenförmig *(xian)* und oberflächlich *(fu)* bei äußerem Wind

Tipp: Chrysanthementee wirkt ausgezeichnet bei Bindehautentzündungen. Besonders empfehlenswert ist eine Anwendung sowohl als Tee als auch äußerlich als Kompresse.

Feuchte-Hitze in der Leber (ganshire) 4

Inhaltsstoffe:
Folium Betulae / Birkenblätter 8 g
Herba Urticae / Brennnessel 5 g
Herba Equiseti / Ackerschachtelhalm 8 g
Fructus cum Semen Cynosbati / Hagebuttenfrüchte 5 g
Radix cum Herba Taraxaci / Löwenzahnwurzel mit Kraut 5 g

Wirkung:
− Leitet Schleim-Hitze aus

Indikationen:
− Hypertonie (hoher Blutdruck)
− Hypercholesterinämie und Hypertriglyceridämie (erhöhte Blutfettwerte)
− Arteriosklerose

Zunge: roter Zungenkörper mit dickem, gelbem Belag
Puls: gleitend *(hua)* und schnell *(shuo)*

Feuchte-Hitze in der Leber (ganshire) 5

Inhaltsstoffe:
Radix Taraxaci / Löwenzahnwurzel 6 g
Radix Glycyrrhizae / Süßholz 3 g
Radix Levistici / Liebstöckelwurzel 6 g
Radix Gentianae / Enzianwurzel 5 g
Herba Violae tricolores / Stiefmütterchen 4 g
Herba Fumariae / Erdrauch 4 g

Wirkung:
– Klärt Feuchte-Hitze in der Leber
– Kühlt Hitze in der Blutschicht *(xuefen)*
– Entzündungshemmend mit speziellem Bezug zur Haut

Indikationen:
– Ekzeme (Entzündungen der Haut), speziell im Gesichtsbereich
– Neurodermitis
– Psoriasis (Schuppenflechte)
– Akute Gelenksentzündungen und Rheuma-Schübe mit roten, geschwollenen Gelenken
– Hyperurikämie (Gicht)
– Als Frühjahrskur bei Menschen mit Feuchte-Hitze in der Leber, die mit Arteriosklerose, Hypertonie (hoher Blutdruck), Hypercholesterinämie und Hypertriglyceridämie (erhöhte Blutfettwerte) einher geht

Zunge: roter Zungenkörper mit gelbem Belag
Puls: gleitend *(hua)* und schnell *(shuo)*

Tipp: Erdrauch ist hervorragend geeignet, um die Haut im Gesichtsbereich zu klären, und sollte daher bei Problemen im Gesichtsbereich nicht fehlen! Diese Rezeptur wirkt stark ausleitend. Oft ist es bei chronischen Hautproblemen und chronischen Abszessen wichtig, nicht in erster Linie ausleitend zu arbeiten, sondern vor allem zu tonisieren.

Feuchte-Hitze in der Leber (ganshire) 6

Inhaltsstoffe:

Radix Taraxaci / Löwenzahnwurzel 6 g
Cortex Frangulae / Faulbaumrinde 5 g
Herba Menthae piperitae / Pfefferminze 4 g
Herba Agrimoniae / Odermennig 5 g
Herba Centauri / Tausendguldenkraut 4 g

Wirkung:

- Klärt Feuchte-Hitze in der Leber
- Regt den Gallenfluss an
- Wirkt Leber-Qi-Stagnationen entgegen

Indikationen:

- Als Frühjahrskur bei Menschen mit Feuchte-Hitze in der Leber, die mit Arteriosklerose, Hypertonie (hoher Blutdruck) und Hypercholesterinämie und Hypertriglyceridämie (erhöhte Blutfettwerte) einhergeht
- Cholezystitis (Gallenblasenentzündung), Cholelithiasis (Gallensteine)
- Herpes genitalis (Virusinfektion im Genitalbereich)
- Obstipation (Verstopfung)

Zunge: roter Zungenkörper mit gelbem Belag
Puls: gleitend *(hua)* und schnell *(shuo)*

Leber-Qi-Stagnation (ganqi yujie)

Die Ursachen
Da die Leber für den freien Fluss des Qi verantwortlich ist, wirken sich alle Faktoren, die die Zirkulation des Qi einschränken, negativ aus. Wenn die eigene Kreativität nicht ausgelebt werden kann, wenn es am Arbeitsplatz oder in der Beziehung Probleme gibt, die nicht gelöst werden, führt das zu unterdrücktem Zorn, Frustrationen und Enttäuschungen.

Die Symptome
Symptome einer Leber-Qi-Stagnation sind vor allem schlechte Laune, Reizbarkeit und Anspannung.

Viele Symptome im gynäkologischen Bereich sind auf eine Leber-Qi-Stagnation zurückzuführen. In der chinesischen Gynäkologie gibt es einen Spruch, den Studenten auswendig lernen: „Wenn man den Zyklus einer Frau kennt, so kennt man die ganze Frau." Frauen mit Leber-Qi-Stagnation leiden oft am Prämenstruellen Syndrom, an Dysmenorrhoe mit klumpigem Blut, an Schmerzen unter dem Rippenbogen und Spannungen der Brust. Typisch für die Leber-Qi-Stagnation ist, dass es Frauen vor der Menstruation schlechter geht; die Blutung wird (meistens ab dem zweiten bis dritten Tag) als befreiend erlebt, nach der Menstruation geht es den Frauen am besten.

Steht ein Blut-Mangel im Vordergrund, sieht es anders aus. Hier fühlen sich Frauen durch den Blutverlust nach einer Menstruation müde und geschwächt.

Eine lange bestehende Leber-Qi-Stagnation, die mit Feuchtigkeit einhergeht, kann sich als Brustknoten manifestieren. Kopfschmerzen, eine Hitzeunverträglichkeit und kalte Extremitäten (die durch Bewegung und Sex warm werden) sind weitere Hinweise auf eine Leber-Qi-Stagnation.

Differenzialdiagnostisch gesehen ist bei einem Nieren-Yang-Mangel der ganze Körper kalt, während bei einer Leber-Qi-Stagnation nur die Extremitäten, Ohren und Nasenspitze kalt sind. Außerdem vertragen Menschen mit Leber-Qi-Stagnation Hitze nicht, während sie bei einem Yang-Mangel als angenehm empfunden wird.

Zunge: zyanotische Farbe mit einem geschwollenen Zungenrand
Puls: saitenförmig *(xian)*

Entsprechende westliche Krankheitsbilder
- Globusgefühl
- PMS (Schmerzen vor der Menstruation)
- Dysmenorrhoe (Schmerzen zur Zeit der Menstruation)
- Myome (gutartige Gewächse der Gebärmutter)
- Uterus- und Ovarialzysten (Gebärmutter- und Eierstockzysten)
- Mastitis (Brustdrüsenentzündung), Knoten der Brust
- Interkostalneuralgie (Entzündung der Zwischenrippengelenke)
- Migräne (seitliche Kopfschmerzen)
- Cholezystitis (Gallenblasenentzündung) und Cholelithiasis (Gallensteine)

Chinesische Rezepturen
Chaihu shugan tang
Banxia houpo tang
Xiaoyao wan

Leber-Qi-Stagnation (ganqi yujie) 1

Inhaltsstoffe:

Herba Menthae piperitae / Pfefferminze 3 g
Rhizoma Valerianae / Baldrian 3 g
Flos Lavendulae / Lavendelblüten 3 g
Herba Alchemillae / Frauenmantel 5 g
Herba Millefolii / Schafgarbe 5 g

Wirkung:
- Wirkt Leber-Qi-Stagnationen entgegen
- Wirkt Feuchte-Hitze in der Leber entgegen
- Kühlt Herz-Feuer

Indikationen:
- PMS (Schmerzen vor der Menstruation)
- Migräne (seitliche Kopfschmerzen), speziell vor der Menstruation
- Mastitis (Brustdrüsenentzündung), Knoten in der Brust
- Interkostalneuralgie (Entzündung der Zwischenrippengelenke)
- Reizbarkeit

Zunge: zyanotische Farbe mit geschwollenem Zungenrand
Puls: saitenförmig *(xian)*

Tipp: Dieser Tee kann in der Gynäkologie häufig zum Einsatz kommen. Wichtig ist eine dem Zyklus angepasste Einnahme: Im Allgemeinen sollten nach der Menstruation eher Qi und Blut tonisiert werden, während in der letzten Woche (manchmal auch in den letzten zehn Tagen vor der nächsten Blutung) Qi und Blut bewegt werden sollten. Aus diesem Grund geben Ärzte in China je nachdem, in welcher Zyklusphase sich die Patientin gerade befindet, variierende Kräuter. Auch die Akupunkturpunkte ändern sich!

Leber-Qi-Stagnation (ganqi yujie) 2

Inhaltsstoffe:

Herba Hyperici / Johanniskraut 6 g
Herba Menthae piperitae / Pfefferminze 5 g
Fructus Juniperi / Wacholderbeeren 4 g
Herba Millefolii / Schafgarbe 4 g
Radix Inulae / Alantwurzel 4 g
Herba Anserinae / Gänsefingerkraut 4 g

Wirkung:
- Wirkt Leber-Qi-Stagnationen entgegen
- Wirkt krampflösend

Indikationen:
- PMS (Schmerzen vor der Menstruation)
- Dysmenorrhoe (Schmerzen zur Zeit der Menstruation)
- Uterus- und Ovarialzysten (Gebärmutter- und Eierstockzysten)
- Migräne (seitliche Kopfschmerzen) vor und während der Menstruation
- Klumpiges, dunkles Blut

Zunge: zyanotische Farbe, geschwollener Zungenrand
Puls: saitenförmig *(xian)*, rau *(se)* im Unteren Erwärmer

Leber-Qi-Stagnation (ganqi yujie) 3

Inhaltsstoffe:

Herba Marubii / Andorn 5 g
Radix Inulae / Alantwurzel 5 g
Herba Millefolii / Schafgarbe 6 g
Herba Alchemillae / Frauenmantel 6 g
Fructus Anisi / Anissamen 3 g
Fructus Carvi / Kümmel 3 g
Herba Menthae piperitae / Pfefferminze 6 g

Wirkung:
- Wirkt Leber-Qi-Stagnationen entgegen
- Tonisiert das Nieren- und Milz-Yang
- Leitet Feuchtigkeit aus dem Unteren Erwärmer aus
- Hilft bei der Diagnose „Holz attackiert Erde"

Indikationen:
- Meteorismus (Blähungen), speziell zur Zeit der Menstruation
- PMS (Schmerzen vor der Menstruation)
- Dysmenorrhoe (Schmerzen zur Zeit der Menstruation)
- Magenkrämpfe zur Zeit der Menstruation
- Ovarialzysten (Eierstockzysten)
- Adipositas (Übergewicht)

Tipp: Diese Rezeptur wirkt nicht nur ausleitend und bewegend, sondern stärkt auch den Verdauungstrakt. Zusätzlich ist sie thermisch ausgewogener als die ersten beiden Rezepturen und kann daher auch von Patienten mit einem schwachen Nieren- und Milz-Yang eingenommen werden. Da Zysten, vereinfacht gesprochen, auf Grund einer Leber-Qi-Stagnation sowie einer Feuchte-Kälte im Unteren Erwärmer entstehen, kann die oben genannte Rezeptur in diesem Fall eingesetzt werden. Dieser Tee ist auch zu empfehlen, wenn die Verdauung trotz richtigen Ernährungs- und Kochmethoden nicht gut funktioniert und die Patienten frustriert sind.

Aufsteigendes Leber-Yang (ganyang shangkang)

Die Ursachen

Eine Schwäche des Nieren- und Leber-Yin begünstigt die Entwicklung eines aufsteigenden Leber-Yang. Lange bestehende Aggression, Wut und Zorn führen zu einer Stagnation des Leber-Qi, und diese bewirkt mit der Zeit die Entstehung von Hitze und einen Yin-Mangel. Da die Kontrolle durch ein geschwächtes Yin nicht mehr gewährleistet ist, steigt das überschüssige Yang nach oben. Regelmäßiger Alkoholkonsum begünstigt diesen Prozess.

Die Symptome

Menschen mit Aufsteigendem Leber-Yang sind sehr gereizt. Oft klagen sie über intensive Kopfschmerzen in der Schläfenregion und über den Augen sowie über die Neigung zu Wutausbrüchen und geröteten Augen. Die meisten Symptome sind im Kopfbereich zu finden. Zusätzlich neigen die Patienten unter Palpitationen, Insomnia und einem Hitzegefühl am Thorax. Auch Tinnitus, Schwerhörigkeit und Schwindel können auftreten.

Bei einer Kombination mit einem Nieren-Yin-Mangel klagen die Patienten unter Rückenschmerzen im Lendenwirbelsäulenbereich und über Nachtschweiß.

Zunge: rot, vor allem an den Rändern; trockener, dünner oder fehlender Belag

Puls: schnell *(shuo)*, saitenförmig *(xian)*; möglicherweise dünn *(xi)* und oberflächlich *(fu)* in Kombination mit einem Yin-Mangel.

Hauptsymptome
- Starke, pochende Kopfschmerzen in der Schläfenregion
- Reizbarkeit
- Gerötete Augen

Entsprechende westliche Krankheitsbilder
- Hypertonie (hoher Blutdruck)
- Morbus Meniere (eine Kombination aus Schwindel, Hörsturz, Ohrensausen) ➡

- Hörsturz
- Tinnitus (Ohrensausen)
- Konjunctivitis (Bindehautentzündung)
- Migräne (seitliche Kopfschmerzen)
- Clusterkopfschmerzen (anfallsartige Kopfschmerzen)
- Vertigo (Schwindel)

Chinesische Rezepturen
Tianma gouteng yin
Qiju dihuang wan

Aufsteigendes Leber-Yang (ganyang shangkang) 1

Inhaltsstoffe:
Radix Paeonia alba / Weiße Pfingstrose 5 g
Herba Millefolii / Schafgarbe 5 g
Radix cum Herba Taraxaci / Löwenzahn 5 g
Folium Melissae / Melisse 7 g
Herba Passiflorae / Passionsblume 3 g

Wirkung:
- Wirkt aufsteigendem Leber-Yang entgegen
- Klärt Feuchte-Hitze in der Leber

Indikationen:
- Migräne (seitliche Kopfschmerzen)
- Unruhe, Reizbarkeit
- Konjunctivitis (Bindehautentzündung)
- Hypertonie (hoher Blutdruck)
- Morbus Meniere (eine Kombination aus Schwindel, Hörsturz, Ohrensausen)
- Tinnitus (Ohrensausen), wird durch Druck auf den Tragus schlechter
- Vertigo (Schwindel)
- Insomnia (Schlaflosigkeit)
- Hitzegefühl am Thorax (Brustkorb) und im Kopfbereich

Zunge: rot, vor allem an den Rändern, trockener, dünner bzw. fehlender Belag
Puls: schnell *(shuo)* und saitenförmig *(xian)*

Aufsteigendes Leber-Yang (ganyang shangkang) 2

Inhaltsstoffe:
Herba Portulacae / Portulak 5 g
Herba Alchemillae / Frauenmantel 5 g
Radix cum Herba Taraxaci / Löwenzahn 5 g
Folium Melissae / Melisse 7 g
Herba Passiflorae / Passionsblume 3 g
Cortex Chionanthi radicis / Schneeflockenbaum 3 g

Wirkung:
- Wirkt aufsteigendem Leber-Yang entgegen
- Klärt Feuchte-Hitze in der Leber

Indikationen:
- Migräne (seitliche Kopfschmerzen)
- Unruhe, Reizbarkeit
- Konjunctivitis (Bindehautentzündung)
- Hypertonie (hoher Blutdruck)
- Morbus Meniere (eine Kombination aus Schwindel, Hörsturz, Ohrensausen)
- Tinnitus (Ohrensausen), wird durch Druck auf den Tragus schlechter
- Vertigo (Schwindel)
- Insomnia (Schlaflosigkeit)
- Hitzegefühl am Thorax (Brustkorb) und im Kopfbereich

Zunge: Rot, vor allem an den Rändern, trockener, dünner bzw. fehlender Belag
Puls: schnell *(shuo)* und saitenförmig *(xian)*

Das Herz (xin)

Die Funktionen des Herzens

- Das Herz regiert über das Blut (Xue) und die Blutgefäße. Laut TCM ist die Milz für die Blutproduktion zuständig, in der Leber wird das Blut gespeichert. Das Herz verteilt das Blut.
- Das Herz hat einen Bezug zu unserem Bewusstsein (Shen). Dies ist die dem Herzen zugeordnete Psychokomponente. Ein gutes Shen kann man an klaren, zentrierten Augen erkennen. Die Pupillen sind klein, der Patient hat ein symmetrisches Gesicht und eine glänzende Haut. Er verhält sich tugendhaft. Wenn Shen durch einen Schlafmangel, durch zu viel Kaffee oder Drogen gestört wird, ermüdet man rasch und das Aufnahmevermögen lässt nach. Geistige Aktivität, das Bewusstsein und vor allem die sprachliche Ausdrucksweise reflektieren den Zustand von Shen.
- Das Herz ist für den Schweiß verantwortlich. Bei einem Herz-Qi-Mangel schwitzen die Patienten bei leichter körperlicher Anstrengung, während bei einem Herz-Blut-Mangel bereits geistige Belastungen dazu führen. Profuses Schwitzen ohne körperliche Anstrengungen zeigt einen Herz-Yang-Mangel an. Ein Herz-Yin-Mangel äußert sich in Nachtschweiß und Hitzewallungen.
- Der Öffner des Herzens ist die Zunge. Die Zunge gilt als Spiegel des Herzens. In der Zungendiagnostik reflektiert die Zungenspitze den Zustand des Herzens: Eine rote Zungenspitze weist auf Hitze im Herzbereich hin; der Patient ist unruhig und leidet unter Schlafproblemen. Oft können die Patienten zwar schlafen, doch der Erholungswert ist gering.

Menschen mit Herz-Feuer sprechen sehr rasch und haben einen roten Zungenkörper mit roter Zungenspitze.

Bei einem Herz-Blut-Mangel steht Vergesslichkeit und das Suchen nach Worten im Vordergrund. Hier ist der Zungenkörper blass und nur die Zungenspitze ist rot. (Diese Röte ist ein Hinweis auf die Unruhe.) Oft sind Menschen mit Herz-Blut-Mangel schreckhaft und „dünnhäutig".

Bei einem Herz-Qi-Mangel hat man kein Verlangen danach, zu sprechen. Hier ist der Zungenkörper blass.

Menschen mit einem Herz-Yin-Mangel reden zwar ebenfalls viel und schnell, legen dazwischen jedoch Pausen ein. Die Zunge ist rot, rissig und trocken.

Ein Herz-Yang-Mangel äußert sich in einer langsamen Sprache mit Zeichen der Erschöpfung. Der Zungenkörper ist geschwollen und blass.

▶ Freude ist die dem Herzen zugeordnete Emotion.

Die negativen Yang-Emotionen (Begierde, Zeitdruck und Hysterie) können das Nieren- und Herz-Yin schwächen und zu Schlafstörungen, Verwirrung und Schlafproblemen führen. Die positive Yang-Emotion des Herzens ist die Begeisterungsfähigkeit.

Bei den Yin-Emotionen werden Ruhe und Geistesklarheit im positiven Sinn und Traurigkeit im negativen Sinn dem Feuerelement zugeordnet.

▶ Der entsprechende Klimafaktor ist Hitze. Weiters werden die Farbe Rot, der Süden und die Jahreszeit Sommer dem Herzen zugeordnet.

▶ Die Herzzeit ist von 11.00 bis 13.00 Uhr. Damit steht das Herz in Opposition zur Gallenblase, die ihre Maximalzeit zwischen 23.00 und 1.00 Uhr hat.

Mit den Nieren bildet das Herz das *shaoyin*.

Gefüttert wird das Herz sowohl von der Leber (Holz füttert Feuer) als auch von der Milz (mit der Milz-Zeit 9.00 bis 11.00 Uhr).

Herz-Qi-Mangel (xinqixu)

Die Ursachen
Psychische Belastungen führen, wenn sie längere Zeit bestehen, zu einem Herz-Qi-Mangel. Aber auch starkes Schwitzen und lang andauerndes Sprechen, chronische Erkrankungen, hohes Lebensalter und schwere Blutverluste erschöpfen das Herz-Qi. Begünstigt wird die Entwicklung dieser Symptomatik durch einen Nieren- und Milz-Qi-Mangel.

Die Symptome
Der Patient kann unter Kurzatmigkeit, profusem Schwitzen und Antriebslosigkeit leiden. Dazu kommen oft Palpitationen, Erschöpfungszustände, Müdigkeit und eine schwache Stimme. Der Patient ist oft zu müde zum Sprechen. Er will in Ruhe gelassen werden. Anstrengungen verstärken die Symptome. Das Gesicht ist blass und wirkt traurig.

Zunge: blass, dünner feuchter Belag
Puls: dünn *(xi)* und leer *(xu)*, möglicherweise unregelmäßig *(jie)*

Hauptsymptome
- Dyspnoe (Kurzatmigkeit)
- Zu müde zum Sprechen

Entsprechende westliche Krankheitsbilder
- Palpitationen (Herzklopfen)
- Herzinsuffizienz (Schwäche des Herzmuskels)
- Funktionelles Herzsyndrom

Chinesische Rezepturen
Sijunzi tang
Yangxin tang
Guipi tang
Dushen tang

Herz-Qi-Mangel (xinqixu)

Inhaltsstoffe:

Radix Ginseng / Ginseng 4 g
Rhizoma Valerianae / Baldrian 4 g
Folium Rosmarini / Rosmarin 4 g
Herba Bursae pastoris / Hirtentäschel 4 g

Wirkung:
- Tonisiert das Herz-Qi
- Nährt das Herz-Blut
- Tonisiert das Nieren-Yang

Indikationen:
- Palpitationen (Herzklopfen)
- Müdigkeit, Dyspnoe (Kurzatmigkeit)
- Blässe
- Profuses Schwitzen
- Unruhe

Zunge: blass, dünner, feuchter Belag
Puls: dünn *(xi)* und leer *(xu)*, möglicherweise unregelmäßig *(jie)*

Herz-Yin-Mangel (xinyinxu)

Die Ursachen
Ein Herz-Yin-Mangel kann auf Grund chronischer Erkrankungen und lange Zeit bestehender Insomnia entstehen. Er kann sich aber auch aus einem Herz-Blut-Mangel und fieberhaften Infekten entwickeln. Aus psychischer Sicht schwächen chronische Angstzustände das Herz-Yin.

Die Symptome
Die Patienten leiden häufig unter Nachtschweiß und Ein– bzw. Durchschlafproblemen. Außerdem werden chronische Angstzustände und Verwirrtheit mit Palpitationen beschrieben. Die Unruhe kann sich bis zur Panik steigern. Entsprechend einem Yin-Mangel sind die Patienten durstig und klagen über Hitzegefühl im Kopfbereich und fallweise auch subfebrile Temperaturen am späten Nachmittag. Oft verstärken sich die Symptome zur Zeit des Wechsels.

Zunge: rot (vor allem an der Zungenspitze), ein Riss in der Längsachse der Zunge, wenig oder kein Belag
Puls: dünn *(xi)*, oberflächlich *(fu)*, leer *(xu)* und schnell *(shuo)*

Hauptsymptome
- Nachtschweiß
- Angstzustände
- Schlafstörungen

Entsprechende westliche Krankheitsbilder
- Hyperthyreose (Überfunktion der Schilddrüse)
- Insomnia (Schlaflosigkeit)
- Arrhythmie (Herzrhythmusstörung)

Chinesische Rezepturen
Tianwang buxin tang
Ganmai dazao tang

Herz-Yin-Mangel (xinyinxu) 1

Inhaltsstoffe:
Herba Hyperici / Johanniskraut 4 g
Folium Melissae / Melisse 4 g
Fructus seu Flos Crataegi / Weißdorn 4 g
Strobulus Lupuli / Hopfen 4 g
Herba Stellaria media / Vogelmiere 4 g

Wirkung:
- Tonisiert das Herz-Yin
- Wirkt Herz-Feuer entgegen
- Wirkt beruhigend

Indikationen:
- Nachtschweiß
- Angstzustände, Unruhe
- Palpitationen (Herzklopfen)
- Vorhofflimmern
- Insomnia (mit Ein- und Durchschlafstörungen)
- Menopausale Beschwerden (Wechseljahrbeschwerden)

Zunge: rot (vor allem an der Zungenspitze), ein Riss in der Längsachse, wenig oder kein Belag
Puls: dünn *(xi)*, oberflächlich *(fu)*, leer *(xu)* und schnell *(shuo)*

Herz-Yin-Mangel (xinyinxu) 2

Inhaltsstoffe:

Herba Hyperici / Johanniskraut 4 g
Herba Boraginis / Borretsch 3 g
Flos Calendulae / Ringelblume 3 g
Folium Melissae / Melisse 6 g
Fructus seu Flos Crataegi / Weißdorn 5 g

Wirkung:
- Tonisiert das Herz-Yin
- Tonisiert das Lungen-Yin
- Wirkt Leber-Qi-Stagnationen entgegen
- Wirkt Herz-Feuer entgegen
- Wirkt beruhigend

Indikationen:
- Nachtschweiß, Fieber am Nachmittag
- Trockener Husten
- Angstzustände, Unruhe
- Palpitationen (Herzklopfen)
- Vorhofflimmern
- Insomnia (mit Ein- und Durchschlafstörungen)
- Menopausale Beschwerden (Wechseljahrbeschwerden)
- PMS (Schmerzen vor der Menstruation)

Zunge: rot (vor allem an der Zungenspitze), ein Riss in der Längsachse der Zunge, wenig oder kein Belag
Puls: dünn *(xi)*, oberflächlich *(fu)*, leer *(xu)* und schnell *(shuo)*

Herz-Yang-Mangel (xinyangxu)

Die Ursachen
Die Ursachen eines Herz-Yang-Mangels entsprechen denen eines Herz-Qi-Mangels: längerfristige, erschöpfende Erkrankungen, hohes Lebensalter oder eine konstitutionelle Schwäche.

Die Symptome
Patienten mit einem Herz-Yang-Mangel leiden unter Palpitationen, Müdigkeit und Erschöpfungszuständen. Oft sind sie blass und kurzatmig und klagen über ein Beklemmungsgefühl im Brustbereich, eventuell auch über Herzschmerzen. Weitere Symptome sind Kälteaversion, kalte Extremitäten und zyanotische Lippen.

Zunge: blass oder blau-violett, geschwollen, feucht
Puls: schwach *(ruo)*, dünn *(xi)*, tief *(chen)*, möglicherweise unregelmäßig *(jie)*

Hauptsymptome
- Dyspnoe (Kurzatmigkeit)
- Kälteaversion
- Schmerzen in der Herzregion
- Palpitationen (Herzklopfen)

Entsprechende westliche Krankheitsbilder
- Arrhythmie (Herzrhythmusstörung)
- Herzinsuffizienz (Schwäche des Herzmuskels)
- KHK – Koronare-Herz-Krankheit (Durchblutungsstörungen des Herzens)
- Nykturie (nächtliches Wasserlassen)

Chinesische Rezeptur
Yangxin tang

Herz-Yang-Mangel (xinyangxu) 1

Inhaltsstoffe:

Folium Rosmarini / Rosmarin 5 g
Flos Caryophylli / Nelken 3 g
Herba Convallariae / Maiglöckchen 2 g
Camphora / Kampfer 5 g
Fructus Crataegi / Weißdornfrüchte 5 g

Wirkung:
- Tonisiert das Herz-Qi
- Wirkt Herz-Blut-Stagnationen entgegen

Indikationen:
- Dyspnoe (Kurzatmigkeit)
- Kälteaversion
- Kalte Extremitäten
- Schmerzen in der Herzregion
- Palpitationen (Herzklopfen)
- Zyanotische Lippen
- Ödeme (Wasseransammlungen)
- KHK = Koronare-Herz-Krankheit (Durchblutungsstörungen des Herzens)
- Erschöpfungszustände

Zunge: blass oder blau-violett, geschwollen, feucht
Puls: schwach *(ruo)*, dünn *(xi)*, tief *(chen)*, möglicherweise unregelmäßig *(jie)*

Herz-Yang-Mangel (xinyangxu) 2

Inhaltsstoffe:

Flos Arnicae / Arnika 5 g
Rhizoma Zingiberis Officinalis / Ingwer 3 g
Rhizoma Valerianae / Baldrian 5 g
Folium Rosmarini / Rosmarin 5 g
Flos Caryophylli / Nelken 3 g

Wirkung:
- Tonisiert das Herz-Qi
- Wirkt Herz-Blut-Stagnationen entgegen
- Tonisiert das Milz- und Nieren-Yang

Indikationen:
- Kälteaversion
- Schweregefühl
- Libidomangel
- Nykturie (nächtliches Wasserlassen)
- Kalte Extremitäten
- Schmerzen in der Herzregion
- Palpitationen (Herzklopfen)
- Zyanotische Lippen
- Ödeme (Wasseransammlungen)
- KHK = Koronare-Herz-Krankheit (Durchblutungsstörungen des Herzens)
- Erschöpfungszustände

Zunge: blass oder blau-violett, geschwollen, feucht
Puls: schwach *(ruo)*, dünn *(xi)*, tief *(chen)*, möglicherweise unregelmäßig *(jie)*

Herz-Feuer (xinhuo)

Die Ursachen

Die Angst, zu wenig zu bekommen, übermäßige Begierde und Zeitdruck führen über kurz oder lang zu Herz-Feuer. Auch ein übermäßiger Genuss scharf-heißer Nahrungsmittel und Alkohol kann Herz-Feuer Vorschub leisten. Außerdem kann sich Herz-Feuer aus einer Leber-Qi-Stagnation (jede Stagnation führt zu Hitze) oder einem Herz-Yin-Mangel entwickeln.

Die Symptome

Schlafstörungen, Angstzustände, Ruhelosigkeit, die bis zur Manie gehen kann. Patienten mit Herz-Feuer leiden unter Palpitationen, einem Gefühl der Hitze im Kopfbereich, einem trockenen Mund und Durst, Stomatitis und Zahnfleischproblemen. Oft stottern sie oder sprechen zumindest sehr schnell. Ständig leiden sie unter Zeitdruck. Herz-Feuer Patienten geht alles zu langsam. Der Urin ist stark konzentriert. In schweren Fällen kann eine Zystitis mit brennenden Schmerzen beim Wasserlassen und Blut im Urin gefunden werden.

Zunge: rot (speziell die Zungenspitze), der Zungenbelag ist trocken, dünn und gelb. Wenn das Herz-Feuer bereits das Yin angegriffen hat, kommt es zu einem Riss in der Längsachse der Zunge (shaoyin-Achse).

Puls: schnell *(shuo)*, voll *(shi)* und in der linken vorderen Position überflutend *(hong)*

Entsprechende westliche Krankheitsbilder

- Logorrhoe (Redefluss)
- Zystitis (Blasenentzündung) mit Hämaturie (Blut im Urin)
- Stomatitis (Entzündung der Mundschleimhaut)
- Insomnia (Schlaflosigkeit)
- Hyperthyreose (Überfunktion der Schilddrüse)
- Aphten (Defekte der Schleimhaut) im Mundbereich
- Glossitis (Entzündungen der Zunge)

➥

Chinesische Rezeptur
Daochi san
Xiexin tang
Anshen wan

Herz-Feuer (xinhuo) 1

Inhaltsstoffe:
Rhizoma Valerianae / Baldrianwurzel 6 g
Herba Menthae piperitae / Pfefferminze 4 g
Fructus Foeniculi / Fenchel 3 g
Fructus seu Flos Crataegi / Weißdornfrüchte und Blüten 4 g
Strobulus Lupuli / Hopfen 5 g

Wirkung:
- Kühlt das Herz-Feuer
- Tonisiert das Nieren-Yin und Nieren-Yang
- Wirkt beruhigend
- Wirkt Leber-Qi-Stagnationen entgegen

Indikationen:
- Menopausale Beschwerden (Wechseljahrbeschwerden)
- Unruhe
- Nachtschweiß
- Insomnia (Schlaflosigkeit) und mit Einschlafproblemen
- Kreislaufprobleme
- Hitzewallungen

Zunge: rote Zungenspitze, Längsriss in der Mitte
Puls: schnell *(shuo)*, oberflächlich *(fu)* und dünn *(xi)*

Tipp: Diese Rezeptur kann während der Wechseljahre über längere Zeit eingenommen werden. Während der Wechseljahre nehmen sowohl das Nieren-Yang als auch das Nieren-Yin ab. Auf Grund der Nieren-Yin-Schwäche (mit den Symptomen Ängstlichkeit, Rückenschmerzen, Durchschlafprobleme und Nachtschweiß) kann sich relativ schnell ein Herz-Feuer (mit den Symptomen Unruhe, Einschlafprobleme) entwickeln. Die Verbindung Wasser (Nieren) und Feuer (Herz) ist gestört. Diese Kombination heißt in der TCM *shaoyin* und ist in der Zungendiagnostik an einem Riss in der Längsachse der Zunge zu erkennen.

Außerdem tritt im Wechsel häufig eine Leber-Qi-Stagnation auf. Deswegen mischt man Pfefferminze in die Rezeptur, während der Fenchel das Nieren-Yang tonisiert und das „Leere-Feuer" wieder in den Nierenbereich zurückholt.

Im allgemeinen ist es sinnvoll, bei Rezepturen, die das Yin nähren sollen, etwas für das Yang hinzuzufügen.

Herz-Feuer (xinhuo) 2

Inhaltsstoffe:

Flos Arnicae / Arnikablüten 3 g
Folium Melissae / Melissenblätter 5 g
Herba Millefolii / Schafgarbe 5 g
Herba Hyperici / Johanniskraut 6 g
Strobulus Lupuli / Hopfen 6 g

Wirkung:

- Kühlt Herz-Feuer
- Wirkt Leber-Qi-Stagnationen entgegen
- Beruhigend und entspannend

Indikationen:

- Insomnia (Schlaflosigkeit), Ein- und Durchschlafprobleme
- Hypertonie (hoher Blutdruck) während der Wechseljahre oder auf Grund von Nervosität
- Unruhe
- Reizbarkeit
- Aphten (Defekte der Schleimhaut) im Mundbereich
- Paradontose (Zahnfleischschwund)

Zunge: rote Zungenspitze mit geschwollenen Rändern
Puls: schnell *(shuo)*, oberflächlich *(fu)* und saitenförmig *(xian)*

Herz-Feuer (xinhuo) 3

Inhaltsstoffe:

Folium Melissae / Melisse 5 g
Herba Visci / Mistel 5 g
Herba Passiflorae / Passionsblume 5 g
Strobulus Lupuli / Hopfen 5 g
Flos Rosae / Rose 5 g

Wirkung:
- Wirkt Herz-Feuer entgegen
- Tonisiert das Nieren-Yin
- Wirkt beruhigend

Indikationen:
- Insomnia (Schlaflosigkeit) mit Einschlafproblemen
- Unruhe
- Schreckhaftigkeit
- Nachtschweiß
- Palpitationen (Herzklopfen)
- Lumboischialgie (Rückenschmerzen)

Zunge: rote Zungenspitze, möglicherweise ein Riss in der Längsachse
Puls: schnell *(shuo)* und oberflächlich *(fu)*

Tipp: Dieser Tee ist für eine Shaoyin-Symptomatik gedacht: das Nieren-Yin ist schwach, Leere-Hitze „lodert" im Herzbereich. Normalerweise kontrolliert das Yin der Nieren das Feuer des Herzens. Bei einer Yin-Schwäche überwiegt im Verhältnis das Yang. Da das Herz bereits im Normalzustand von seinem Charakter her stark Yang ist, ist es durch den Yin-Mangel besonders betroffen. Wir werden also sowohl die Symptome eines Yin-Mangels der Nieren (Ängstlichkeit, Rückenschmerzen usw.) als auch die Symptome des Herz-Feuers (Unruhe, Schlafstörungen, Neigung zu Blasenentzündungen usw.) finden.

Herz-Blut-Mangel (xinxuexu)

Die Ursachen

Wichtigste Ursachen sind chronische Angstzustände und psychischer Dauerstress (diese verbrauchen Herz-Blut), fieberhafte Infekte sowie ein schwerer Milz-Qi-Mangel, der zu einer ungenügenden Blutproduktion führt. Darüber hinaus starke Blutverluste und Geburten sowie eine konstitutionelle Schwäche und chronische Erkrankungen.

Die Symptome

Bei einem Herz-Blut-Mangel leiden die Patienten unter Palpitationen, Schlafstörungen mit vielen Träumen, Schreckhaftigkeit, Unruhe und Ängstlichkeit. Wenn der Blut-Mangel stark ausgeprägt ist, stehen Müdigkeit, Erschöpfungszustände und sogar Schwindel im Vordergrund.

Patienten mit Herz-Blut-Mangel sind im Allgemeinen „dünnhäutig" und schreckhaft. Das Gesicht und die Lippen sind blass.

Zunge: blass, jedoch mit einer leicht roten Zungenspitze, dünner, trockener weißer Belag.
Puls: dünn *(xi)* und schwach *(ruo)*

Entsprechende westliche Krankheitsbilder

- Anämie (Blut-Mangel)
- Arrhythmie (Herzrhythmusstörung)
- Angstzustände

Chinesische Rezepturen

Siwu tang
Anshen wan
Guipi tang

Herz-Blut-Mangel (xinxuexu) 1

Inhaltsstoffe:

Fructus Crataegi / Weißdornfrüchte 7 g
Flos Arnicae / Arnika 4 g
Folium Rosmarini / Rosmarin 3 g
Strobulus Lupuli / Hopfen 6 g

Wirkung:
- Tonisiert das Herz-Blut und Herz-Yin
- Wirkt beruhigend

Indikationen:
- Palpitationen (Herzklopfen)
- Insomnia (Schlaflosigkeit) mit vielen Träumen
- Schreckhaftigkeit
- Arrhythmie (Herzrhythmusstörung)
- Unruhe und Ängstlichkeit
- Nachtschweiß
- Panikattacken

Zunge: blass, jedoch mit einer leicht roten Zungenspitze, dünner, trockener weißer Belag.
Puls: dünn *(xi)* und schwach *(ruo)*

Tipp: Unterstützend kann man den Patienten ein Glas Milch mit Honig, Datteln und – wenn bekannt und erhältlich – Longanfrüchte empfehlen.

Herz-Blut-Mangel (xinxuexu) 2

Inhaltsstoffe:

Fructus Crataegi / Weißdornfrüchte 7 g
Herba Hyperici / Johanniskraut 7 g
Herba Millefolii / Schafgarbe 6 g
Rhizoma Valerianae / Baldrian 5 g
Folium Rosmarini / Rosmarin 4 g

Wirkung:

- Tonisiert das Herz-Blut
- Wirkt Leber-Qi-Stagnationen entgegen
- Tonisiert das Nieren-Yin und Nieren-Yang
- Wirkt beruhigend

Indikationen:

- Menopausale Beschwerden (Wechseljahrbeschwerden)
- Hitzewallungen
- Schweißausbrüche
- Schreckhaftigkeit
- Unruhe und Ängstlichkeit
- Nachtschweiß

Zunge: blass, jedoch mit einer leicht roten Zungenspitze, dünner, trockener weißer Belag
Puls: dünn *(xi)*, schwach *(ruo)* und saitenförmig *(xian)*

Herz-Blut-Stagnation (xinxue yuzu)

Die Ursachen

Das Unterdrücken der Emotionen Zorn, Groll und Frustrationen kann zu einer Herz-Qi-Stagnation führen; diese wiederum kann Anlass für eine Herz-Blut-Stagnation sein. (Die Patienten spüren ein Beklemmungsgefühl und Druck in der Herzgegend.) Weitere Ursachen sind: körperliche Über- und Unterforderung, fette Nahrungsmittel sowie Alkoholkonsum im Übermaß.

Die Symptome

Palpitationen und intermittierende, stechende Schmerzen im Herzbereich. Oft klagen die Patienten über ein Beklemmungsgefühl im Thorax. Eine Herz-Blut-Stagnation kann durch einen Herz-Qi- bzw. Herz-Yang-Mangel, durch psychische Belastungen und Erregungszustände begünstigt werden. Wenn die Herz-Blut-Stagnation sich aus einem Herz-Qi-Mangel entwickelt, stehen Palpitationen im Vordergrund. Ist ein Herz-Yang-Mangel ursächlich beteiligt, sind die Extremitäten kalt, das Gesicht und die Lippen scheinen zyanotisch.

Zunge: blau-violett, eventuell mit einem dicken Belag bei einer Schleim--Stagnation
Puls: saitenförmig *(xian)* oder sogar rau *(se)*, unregelmäßig *(jie)*

Entsprechende westliche Krankheitsbilder

- KHK = Koronare-Herz-Krankheit (Durchblutungsstörungen des Herzens)
- Arrhythmie (Herzrhythmusstörung)
- Herzinsuffizienz (Schwäche des Herzmuskels)
- Arteriosklerose

Chinesische Rezepturen

Xuefu zhuyu tang
Taohong siwu tang

Herz-Blut-Stagnation (xinxue yuzu) 1

Inhaltsstoffe:

Herba Visci / Mistel 5 g
Fructus seu Flos Crataegi / Weißdorn 5 g
Herba Equiseti / Ackerschachtelhalm 4 g
Herba Bursae pastoris / Hirtentäschelkraut 4 g
Flos Arnicae / Arnikablüten 4 g
Folium Melissae / Melisse 4 g

Wirkung:
- Wirkt Blut-Stagnationen entgegen
- Wirkt beruhigend

Indikationen:
- Arteriosklerose
- Hypertonie (hoher Blutdruck)
- KHK = Koronare-Herz-Krankheit (Durchblutungsstörungen des Herzens)
- Arrhythmie (Herzrhythmusstörung)

Zunge: blau-violett, bei Schleim-Stagnation eventuell mit einem dicken Belag
Puls: saitenförmig *(xian)* oder sogar rau *(se)*, unregelmäßig *(jie)*

Herz-Blut-Stagnation (xinxue yuzu) 2

Inhaltsstoffe:

Flos Crataegi / Weißdornblüten 7 g
Strobulus Lupuli / Hopfen 7 g
Folium Melissae / Melisse 5 g
Folium Rosmarini / Rosmarin 5 g
Rhizoma Valerianae / Baldrian 5 g
Flos Arnicae / Arnika 5 g

Wirkung:
− Wirkt Blut-Stagnationen entgegen

Indikationen:
− KHK = Koronare-Herz-Krankheit (Durchblutungsstörungen des Herzens)
− Stechende Schmerzen im Herzbereich
− Zyanotische Lippen

Zunge: blau-violett
Puls: saitenförmig *(xian)* oder rau *(se)*

Die Milz (pi)

Die Funktionen der Milz

- Die Milz extrahiert Qi aus den Nahrungsmitteln. Genau genommen ist es so, dass im Mittleren Erwärmer der Magen extrahiert und die Milz transportiert. Diese Funktionen werden durch das Nieren-Yang unterstützt. Man kann sich den Mittleren Erwärmer wie einen Kessel vorstellen, der die Nahrungsmittel aufnimmt. Unter dem Kessel befindet sich ein Feuer. Je stärker dieses Feuer (Nieren-Yang) ist, desto besser die Verwertung. Wenn wenig Feuer vorhanden ist, geht der Verdauungsprozess im Kessel nur sehr langsam voran.
- Die Milz ist für die Form und Beschaffenheit der Muskeln und Extremitäten zuständig. Patienten mit einem Milz-Yang-Mangel neigen daher zu schwachem Bindegewebe oder zu Krampfadern und Ödemen, während bei einem Milz-Yin-Mangel der Körper ausgezehrt ist.
- Die Milz ist für die Blutproduktion verantwortlich. Viele Menschen mit Milzschwäche leiden an einer Anämie (Blut-Mangel), die durch eine Eisensubstitution nicht zu beheben ist, denn solange die Milz schwach ist, können Mineralien, Spurenelemente und Vitamine nicht ausreichend resorbiert werden.
- Die Milz kontrolliert das Blut. Menschen mit einer Milz-Qi-Schwäche tendieren zu Blutungen (Nasenbluten, Petechien, Hypermenorrhoe usw.) und blauen Flecken.
- Die Milz hält die Organe an ihrem Platz. Bei einer Milz-Qi- oder -Yang-Schwäche kann es zu Magensenkung, Gebärmuttersenkung, Zwerchfellbrüchen, Leistenbrüchen, Narbenbrüchen usw. kommen.
- Der Öffner der Milz sind die Lippen und der Mund. In der Gesichtsdiagnostik sind die Lippen dem Verdauungstrakt zugeordnet. Blasse Lippen sind daher ein Zeichen einer Milz-Qi-Schwäche, bläuliche Lippen zeigen einen Yang-Mangel des Mittleren Erwärmers oder des Herzens an, rote Lippen sind ein Indiz für Magen-Feuer und dunkelrote Lippen für Hitze der Blutschicht *(xuefen)*.

Die Beschaffenheit der Lippen lässt weitere Rückschlüsse zu: Dünne

Lippen entsprechen einem Säfte-Mangel und einer Trockenheit, während geschwollene Lippen eine Feuchtigkeitsansammlung vermuten lassen.

Dies bedeutet zusammengefasst: Rote und geschwollene Lippen entsprechen einer Feuchte-Hitze im Mittleren Erwärmer. Schmale und rote Lippen entsprechen einem Magen-Feuer bzw. einem Magen-Yin-Mangel. Geschwollene blasse Lippen sind ein Hinweis auf eine Ansammlung von Feuchte-Kälte im Verdauungstrakt.

Übertrieben ausgedrückt: Menschen mit einem breiten Mund mit roten schmalen Lippen (was einem Magen-Feuer oder Magen-Yin-Mangel entspricht) benötigen eine große Menge an Nahrungsmitteln, während Menschen mit einem schmalen Mund mit blassen, geschwollenen Lippen (was Feuchte-Kälte in der Milz entspricht) die Tendenz aufweisen, rasch zuzunehmen.

- Die entsprechende Psychokomponente ist Yi. Das Yi entspricht unserem Denken. Es hält Gefühle und Gedanken aufrecht. Auch das Gedächtnis gehört zum Yi. Menschen mit einer schwachen Milz können sich daher schlecht konzentrieren, ihr Aufnahmevermögen ist schlecht, und sie neigen dazu, viel zu grübeln. Durch Gebete und Meditation kann die Kontrolle des Yi ausgeschaltet werden. Dies führt dazu, dass der Inhalt des Hun an die Oberfläche des Bewußtseins kommt. Auch während einer Hypnose, in Träumen, während eines Alkoholrausches etc. fehlt die Kontrolle des Yi.

- Feuchtigkeit verletzt die Milz. Feuchtigkeit blockiert das Qi und führt zu Müdigkeit, Schweregefühlen, Übelkeit, Ödemen usw.

- Die Farbe Gelb, der süße Geschmack sowie der Spätsommer und die Übergangszeiten werden ebenfalls dem Funktionskreis Erde zugeordnet.

- Die Maximalzeit der Milz ist von 9.00 bis 11.00 Uhr. Dies ist die chinesische Erklärung des Sprichwortes: „In der Früh soll man speisen wie ein König ..." Zu dieser Zeit steht dem Verdauungstrakt am meisten Qi zu Verfügung. Am Vormittag und zu Mittag können die Nahrungsmittel optimal verwertet werden. Das Gegenteil ist natürlich am Abend und in der Nacht der Fall. Im Sechs-Schichten-System bildet die Milz mit der Lunge eine Verbindung mit dem Namen Taiyin. Mit dem Magen steht sie in der Bruder-Schwester-Beziehung in Opposition.

Milz-Qi-Mangel (piqixu)

Die Ursachen
Eine unregelmäßige Nahrungsaufnahme, eine konstitutionelle Schwäche des Verdauungstraktes, zu langer Aufenthalt in feuchter Umgebung. Weiters steht in traditionellen Texten, dass übermäßiges Grübeln das Milz-Qi verletzt.

Die Symptome
Appetitlosigkeit, Druckgefühl in der Bauchregion nach dem Essen, Meteorismus (Blähungen), ein leicht gelblicher Teint im Gesicht und gelbe Handinnenflächen, eine allgemeine Müdigkeit und Kraftlosigkeit, eventuell Ödeme, Zellulitis und eine Konzentrationsschwäche. Menschen mit einer Milz-Schwäche können schwer fokussieren und Informationen ordnen. Es besteht eine Unverträglichkeit von Vollkornprodukten, frischem Brot und Obst.

Zunge: blass, leicht geschwollen, mit schwachem Tonus; dünner weißer Belag
Puls: leer *(xu)*, schwach *(ruo)*

Entsprechende westliche Krankheitsbilder
- Colitis (Entzündung des Darmes)
- Candidainfekte des Darmes
- Malabsorbtionssyndrom (der Verdauungstrakt kann nicht ausreichend gut resorbieren)
- Muskelatrophie
- Diarrhoe (Durchfall)

Chinesische Rezepturen
Shenling baizhu san
Sijunzi tang
Baohe wan

Milz-Qi-Mangel (piqixu) 1

Inhaltsstoffe:

Fructus Foeniculi / Fenchelsamen 12 g
Fructus Carvi / Kümmel 4 g
Fructus Anis stellati / Sternanis 4 g
Herba Menthae piperitae / Pfefferminze 3 g
Herba Millefolii / Schafgarbe 3 g
Radix Glycyrrhizae / Süßholz 3 g

Wirkung:
- Tonisiert das Milz-Qi
- Tonisiert das Milz-Yang
- Wirkt Leber-Qi-Stagnationen entgegen

Indikationen:
- Meteorismus (Blähungen)
- Völlegefühl nach dem Essen
- Appetitlosigkeit

Zunge: blass, leicht geschwollen, mit schwachem Tonus, dünner weißer Belag
Puls: leer *(xu)*, leicht saitenförmig *(xian)* im Mittleren Erwärmer

Tipp: Dieser Tee kann fast allen Menschen empfohlen werden. Er tonisiert die Milz und beseitigt Nahrungsmittel-Stagnationen. Diese sind an einem gelben Zungenbelag in der Mitte der Zunge erkennbar. Durch die thermisch ausgeglichene Wirkung (Kümmel, Fenchel und Sternanis sind warm, während Pfefferminze und Schafgarbe kühl sind) kann er als Tee für die ganze Familie empfohlen werden. Am besten nimmt man ihn eine halbe Stunde nach dem Essen ein. Da er nicht unangenehm schmeckt – eine kleine Menge Pfefferminze verbessert den Geschmack und wirkt noch dazu bei gestautem Leber-Qi – ist er ein Tee für die ganze Familie.

Milz-Qi-Mangel (piqixu) 2

Inhaltsstoffe:

Herba Absinthii / Wermutblätter 5 g
Fructus Juniperi / Wacholderbeeren 5 g
Herba Thymi / Thymian 3 g
Herba Menthae piperitae / Pfefferminze 3 g
Herba Millefolii / Schafgarbe 3 g
Radix Glycyrrhizae / Süßholz 3 g

Wirkung:
- Tonisiert das Milz-Qi
- Wirkt Leber-Qi-Stagnationen entgegen

Indikationen:
- Meteorismus (Blähungen)
- Völlegefühl nach dem Essen
- Appetitlosigkeit
- Schwächezustände

Zunge: blass, dünner weißer Belag
Puls: leer *(xu)*

Milz-Yang-Mangel (piyangxu)

Die Ursachen
Oft sind es einfach falsche Ernährungsgewohnheiten: Der Anteil an Rohkost ist zu hoch. Weiters können Medikamente, chronische Erkrankungen sowie das Alter das Milz-Yang schwächen.

Die Symptome
Bei einem Yang-Mangel ist mehr oder weniger der ganze Körper kalt. Patienten frieren auf Grund des Yang-Mangels relativ leicht und haben eine Kälteaversion. Ein Zeichen dieser Kälte ist viel heller Urin, auch während der Nacht (Nykturie). Da zu wenig Hitze vorhanden ist, kann sich Feuchtigkeit ansammeln. Betroffene Patienten neigen zu Wasseransammlungen.

Es gibt Frauen, die in den letzten Tagen vor ihrer Menstruation ein bis zwei Kilogramm an Körpergewicht zunehmen. Dafür sind folgende Faktoren zuständig: Einerseits ein Yang-Mangel und andererseits eine Leber-Qi-Stagnation, die sich in der zweiten Zyklushälfte besonders bemerkbar macht. Diese Patientinnen neigen übrigens zu Eierstockzysten.

Durch den Mangel an Qi und Yang im Verdauungstrakt (ein Yang-Mangel beinhaltet immer auch einen Qi-Mangel) funktioniert die Umwandlung der Nahrungsmittel nicht gut. Der Yang-Mangel äußert sich einerseits in Durchfall, speziell in der Früh, andererseits in Müdigkeit (besonders ausgeprägt nach dem Essen) und Schweregefühl. Der Durchfall mit Resten unverdauter Nahrungsmittel wirkt wie ein Schutzmechanismus: Der Körper entledigt sich auf diese Weise relativ elegant von der überschüssigen Feuchtigkeit.

Die Müdigkeit ist ein Zeichen des Qi-Mangels und das Schweregefühl das Kennzeichen eines Milz-Yang-Mangels. So kann man bei der Befragung unterscheiden, ob ein reiner Qi-Mangel (Patient ist müde) oder schon eine Milz-Yang-Mangel vorliegt (Patient klagt über zusätzliches Schweregefühl).

Weitere Milz-Yang-Mangel Symptome sind Appetitmangel, Meteorismus (Blähungen) und Völlegefühl.

Von den fünf Geschmäcken ist es der süße Geschmack, der für Menschen mit einem Milz-Yang-Mangel besonders reizvoll ist. (Menschen mit einem Verlangen nach Salzigem haben hingegen eine Nieren-Schwäche.)

In Maßen wirkt sich der süße Geschmack (wie zum Beispiel Karotten, Kürbis, Rindfleisch, Honig ...) positiv auf die Milz aus. Das Wichtigste aber ist eine ausgewogene Ernährung mit gekochten Mahlzeiten. Die Milz braucht alle fünf Geschmacksrichtungen.

Ein leicht gelber Teint des Gesichtes und auch der Handinnenflächen weist auf eine Milz-Yang-Schwäche hin. Oft besteht eine Schwäche des Bindegewebes, die Patienten neigen zu Pilzinfektionen und Grübeln stundenlang („Grübeln macht dick").

Zunge: geschwollen mit Zahnabdrücken, weißer Belag
Puls: langsam *(chi)*, tief *(chen)*, leer *(xu)*, möglicherweise gleitend *(hua)*

Hauptsymptome

- Morgendlicher Durchfall mit Resten unverdauter Nahrungsmittel
- Süßverlangen, Appetitlosigkeit
- Gelber Teint

Entsprechende westliche Krankheitsbilder

- Malabsorbtionssyndrom (der Verdauungstrakt kann nicht ausreichend gut resorbieren)
- Colitis (Entzündung des Darmes)
- Diarrhoe (Durchfall)

Chinesische Rezepturen

Sini tang
Lizhong wan

Milz-Yang-Mangel (piyangxu) 1

Inhaltsstoffe:

Rhizoma Zingiberis / Getrockneter Ingwer 6 g
Cortex Cinnamomi / Zimtrinde 6 g
Radix Glycyrrhizae tosta / Geröstetes Süßholz 3 g
Fructus Foeniculi / Fenchelsamen 9 g
Fructus Anis stellati / Sternanis 4 g

Wirkung:
- Tonisiert das Milz-Yang

Indikationen:
- Müdigkeit
- Schweregefühl
- Süßverlangen
- Antriebslosigkeit
- Ödeme (Wasseransammlungen)
- Hypothyreose (Unterfunktion der Schilddrüse)

Zunge: geschwollen mit Zahnabdrücken, weißer Belag
Puls: langsam *(chi)*, tief *(chen)*, leer *(xu)*, möglicherweise gleitend *(hua)*

Tipp: Da dieser Tee stark wärmend wirkt, ist er nur für Patienten mit einem reinem Yang-Mangel empfehlenswert. Menschen mit Yin-Mangel sollten ihn auf keinen Fall trinken! Unruhe, Nachtschweiß und Heißhunger wären die Folge. Dieser Tee ist also für Rohkostesser im Winter und nicht für Fleischesser im Sommer gedacht.

Milz-Yang-Mangel (piyangxu) 2

Inhaltsstoffe:

Radix Angelicae / Engelwurz 3 g
Fructus Juniperi / Wacholderbeeren 3 g
Cortex Cinnamomi / Zimtrinde 6 g
Radix Glycyrrhizae tosta / Geröstetes Süßholz 3 g
Fructus Foeniculi / Fenchelsamen 6 g

Wirkung:
– Tonisiert das Milz-Yang

Indikationen:
– Müdigkeit und Schweregefühl
– Süßverlangen
– Kältegefühl
– Verspätete Menstruation
– Antriebslosigkeit
– Ödeme (Wasseransammlungen)
– Anurie (Harnverhalten), chronische Reizblase
– Hypothyreose (Unterfunktion der Schilddrüse)

Zunge: geschwollen mit Zahnabdrücken, weißer Belag
Puls: langsam *(chi)*, tief *(chen)*, leer *(xu)*, möglicherweise gleitend *(hua)*

Milz-Yang-Mangel (piyangxu) 3

Inhaltsstoffe:

Pericarpium Citri reticulatae / Mandarinenschalen 8 g
Semen Foenugraeci / Bockshornkleesamen 4 g
Folium Juglandis / Walnussblätter 4 g
Cortex Cinnamomi / Zimtrinde 6 g
Fructus Foeniculi / Fenchelsamen 9 g
Fructus Anis stellati / Sternanis 4 g

Wirkung:

- Tonisiert das Milz-Yang
- Tonisiert das Nieren-Yang

Indikationen:

- Müdigkeit
- Schweregefühl
- Süßverlangen
- Antriebslosigkeit
- Ödeme (Wasseransammlungen)
- Hypothyreose (Unterfunktion der Schilddrüse)
- Anurie (Harnverhalten)

Zunge: geschwollen mit Zahnabdrücken, weißer Belag
Puls: langsam *(chi)*, tief *(chen)*, leer *(xu)*, möglicherweise gleitend *(hua)*

Die Milz kann das Blut nicht halten (pi bu tong xue)

Die Ursachen
Die Ursachen entsprechen denen eines Milz-Qi- und Milz-Yang-Mangels.

Die Symptome
Die Symptome sind die eines Milz-Yang-Mangels. Zusätzlich treten Blutungen auf. So können Purpura, Petechien, Nasenbluten, Hypermenorrhoe, blutige Stühle, Hämaturie und eine Neigung zu blauen Flecken auftreten.

Menschen, bei denen die Milz das Blut nicht halten kann, haben eine gelbliche Gesichtsfarbe, brüchige Fingernägel, dünne und brüchige Haare, sind schreckhaft, leiden unter schlechtem Gedächtnis und Durchschlafstörungen.

Zunge: blass
Puls: dünn *(xi)*, schwach *(ruo)* und leer *(xu)*

Entsprechende westliche Krankheitsbilder
- Hypermenorrhoe (zu starke Menstruation)
- Metrorrhagie (zusätzliche Menstruation)
- Zahnfleischbluten
- Petechien (punktförmige Blutungen)
- Hämaturie (Blut im Urin)

Chinesische Rezepturen
Guipi tang
Huangtu tang

Die Milz kann das Blut nicht halten (pi bu tong xue) 1

Inhaltsstoffe:
Radix Glycyrrhizae tosta / Süßholz 3 g
Radix Ginseng / Ginseng 15 g
Rhizoma Zingiberis officinalis /
 Frischer, mit Honig gerösteter Ingwer 3 g
Radix Paeonia alba / Weiße Pfingstrosenwurzel 8 g
Herba Artemisie vulgaris / Geröstetes Beifußkraut 15 g

Wirkung:
- Bei Blutungen („Die Milz kann das Blut nicht halten")

Indikationen:
- Hypermenorrhoe (zu starke Menstruation)
- Metrorrhagie (zusätzliche Menstruation)
- Neigung zu blauen Flecken
- Epistaxis (Nasenbluten)

Zunge: blass
Puls: dünn *(xi)*, schwach *(ruo)* und leer *(xu)*

Tipp: In der Chinesischen Medizin wird Herba Artemisie Vulgaris (Beifuß) zum Stillen von Blutungen verwendet. Dazu muss das Kraut allerdings geröstet werden. Wenn nichts anderes bei der Hand ist, können Moxazigarren, die Beifuß enthalten, verwendet werden.

Da die Milz für das Bindegewebe und damit auch für die Blutgefäße zuständig ist, sollte längerfristig der Schwerpunkt auf ein Tonisieren der Milz gelegt werden.

Die Milz kann das Blut nicht halten (pi bu tong xue) 2

Inhaltsstoffe:

Radix Glycyrrhizae / Süßholz   3 g
Herba Millefolii / Schafgarbe   5 g
Cortex Quercus / Eichenrinde   5 g
Folium Juglandis / Walnussblätter   4 g
Herba Artemisie vulgaris / Geröstetes Beifußkraut   4 g

Wirkung:
– Bei Blutungen („Die Milz kann das Blut nicht halten")

Indikationen:
– Zahnfleischbluten
– Hypermenorrhoe (zu starke Menstruation)
– Metrorrhagie (zusätzliche Menstruation)
– Neigung zu blauen Flecken

Zunge: blass
Puls: dünn *(xi)*, schwach *(ruo)* und leer *(xu)*

Tipp: Diese Rezeptur ist vor allem bei Zahnfleischblutungen empfehlenswert. Die Kräuter sollen fünf Minuten ziehen; wenn die Temperatur angenehm ist, sollte man den Mund damit spülen.

Feuchte-Kälte in der Milz (han shi kun pi)

Die Ursachen

Ein übermäßiger Genuss von thermisch kalten, befeuchtenden Lebensmitteln kann neben einer pathogenen äußeren Feuchte-Kälte (Wohnen in einer kalten, feuchten Wohnung; im Freien übernachten; nasse Kleidung usw.) und einer konstitutionellen Schwäche des Qi und des Yang zu einer Ansammlung von Feuchte-Kälte in der Milz führen.

Die Symptome

Appetitlosigkeit, Übelkeit, Trägheitsgefühl und ein feuchter, weißer Zungenbelag sind die Hauptsymptome bei Feuchte-Kälte in der Milz. Dazu kommen oft ein Druck- und Völlegefühl in der Bauchregion, ein Verlust des Geschmackssinnes, Ödeme, mangelnder Durst, vermehrter Speichelfluss, atonische Obstipation (Verstopfung) oder Durchfall, kalte Extremitäten mit einer Schwäche des Bindegewebes, eine verminderte Ausscheidung eines trüben Urines, eventuell ein weißer Fluor vaginalis sowie ein Benommenheitsgefühl.

Zunge: blass mit weißem, feuchtem Belag
Puls: gleitend *(hua)* und langsam *(chi)*

Entsprechende westliche Krankheitsbilder

- Leukorrhoe (Ausfluss)
- Uterus- und Ovarialzysten (Gebärmutter- und Eierstockzysten)
- Unfruchtbarkeit
- Depression
- Candidainfekte
- Adipositas (Übergewicht)
- Diarrhoe (Durchfall)
- Cephalea (Kopfschmerzen)
- Ulcus duodeni (Zwölffingerdarmgeschwür)

Chinesische Rezepturen

Pingwei san
Wuling san

Feuchte-Kälte in der Milz (han shi kun pi) 1

Inhaltsstoffe:

Folium Rosmarini / Rosmarin 6 g
Fructus Cardamomi / Kardamom 7 g
Pericarpium Citri reticulatae / Mandarinenschalen 4 g
Radix Glycyrrhizae tosta / Geröstetes Süßholz 3 g
Flos Caryophylli / Nelken 2 g
Fructus Carvi / Gerösteter Kümmel 4 g
Cortex Betulae / Birkenrinde 5 g

Wirkung:

– Leitet Feuchte-Kälte der Milz, die durch eine Nahrungsmittel-Stagnation entstanden ist, aus

Indikationen:

– Ödeme (Wasseransammlungen)
– Adipositas (Übergewicht))
– Hypothyreose (Unterfunktion der Schilddrüse)
– Meteorismus (Blähungen)
– Völlegefühl

Zunge: blass, mit einem weißen, feuchten Belag
Puls: gleitend *(hua)* und langsam *(chi)*

Tipp: Dieser Tee enthält neben scharf-warmen und aromatischen Kräutern wie zum Beispiel Rosmarin, Kardamom, Nelken und Kümmel auch Birkenrinde. Dieses kühle Kraut leitet die Feuchtigkeit nach außen.

Feuchte-Kälte in der Milz (han shi kun pi) 2

Inhaltsstoffe:
Rhizoma Zingiberis / Gerösteter Ingwer 6 g
Folium Rosmarini / Rosmarin 6 g
Fructus Cardamomi / Kardamom 9 g
Radix Glycyrrhizae tosta / Geröstetes Süßholz 3 g
Herba Menthae piperitae / Pfefferminze 4 g

Wirkung:
Vertreibt Feuchte-Kälte der Milz, die durch äußere Feuchte-Kälte entstanden ist

Indikationen:
– Müdigkeit
– Schweregefühl
– Chronische Rhinitis (Schnupfen) mit dünnem weißem Sekret
– Völlegefühl
– Meteorismus (Blähungen)
– Hypothyreose (Unterfunktion der Schilddrüse)

Zunge: blass, mit einem weißen, feuchten Belag
Puls: gleitend *(hua)* und langsam *(chi)*

Feuchte-Kälte in der Milz (han shi kun pi) 3

Inhaltsstoffe:

Folium Rosmarini / Rosmarin 5 g
Herba Origani / Oregano 5 g
Radix Angelicae / Engelwurz 5 g
Cortex Cinnamomi / Zimtrinde 3 g

Wirkung:
- Tonisiert das Milz-Yang
- Leitet Feuchte-Kälte in der Milz aus

Indikationen:
- Uterus- und Ovarialzysten (Gebärmutter- und Eierstockzysten)
- Appetitmangel, Meteorismus (Blähungen), Brechreiz
- Müdigkeit, Lethargie, Kältegefühl
- Depression
- Candidainfekte
- Adipositas (Übergewicht)
- Libidomangel

Zunge: blass, mit einem weißen, feuchten Belag
Puls: gleitend *(hua)* und langsam *(chi)*

Feuchte-Hitze in der Milz (pi shire)

Die Ursachen
Wichtigste Ursachen sind ein übermäßiger Genuss fetter, süßer und scharfer Nahrungsmittel (wie zum Beispiel Käse, Likör, gegrilltes Fleisch, Rumkugeln usw.) sowie das Eindringen äußerer Feuchtigkeit und Hitze. Es ist auch möglich, das sich Feuchte-Kälte durch eine Stagnation in Feuchte-Hitze umwandelt.

Die Symptome
Wenn die Feuchte-Hitze aus falschen Ernährungsgewohnheiten entstanden ist, machen sich folgende Symptome bemerkbar: Übelkeit, Völlegefühl, Mundgeruch, eine Abneigung gegenüber fetten Nahrungsmitteln sowie übel riechende, klebrige Stühle.

Weiters können eine verminderte Ausscheidung von trübem, gelbem Urin, nässende Dermatosen (Hauterkrankungen), Akne sowie eine fette Kopfhaut mit Schuppen beobachtet werden.

Typisch für Menschen mit Feuchte-Hitze ist, dass sie zwar Durst haben, jedoch kein Bedürfnis zu trinken oder nur in kleinen Schlucken trinken. (Der Durst besteht wegen der Hitze, die Feuchtigkeit erlaubt jedoch nur kleine Flüssigkeitsmengen.)

Auffallend sind rote (wegen der Hitze), geschwollene (wegen der Feuchtigkeit) Lippen.

Wenn sich die Feuchte-Hitze aus einer Feuchte-Kälte entwickelt, leiden die Patienten an kalten Extremitäten, einem schwachen Bindegewebe, an Gewichtszunahme ohne entsprechende Nahrungsaufnahme sowie an Ödemen; außerdem verschlechtert sich der Zustand durch frische Vollkornprodukte, Südfrüchte und Milchprodukte.

Zunge: roter Zungenkörper mit dickem, gelbem Belag
Puls: schnell *(shuo)* und gleitend *(hua)*

Entsprechende westliche Krankheitsbilder
- Diarrhoe (Durchfall)
- Colitis (Entzündung des Darmes)
- Candidainfektionen des Darmes oder der Genitalregion
- Prostatitis (Entzündung der Vorsteherdrüse)
- Cholezystitis (Gallenblasenentzündung)
- Chronische Rhinitis (Schnupfen) und Sinusitis (Entzündung der Nasennebenhöhlen)
- Herpes labialis (Fieberblasen)
- Herpes genitalis (Virusinfektion im Genitalbereich)
- Hordeoleum (Gerstenkorn)
- Ulcus duodeni (Zwölffingerdarmgeschwür)

Chinesische Rezepturen
Yinchenhao tang
Weiling tang
Wuling san

Feuchte-Hitze in der Milz (pi shire) 1

Inhaltsstoffe:

Herba Centauri / Tausendguldenkraut 4 g
Herba Fumariae / Erdrauch 6 g
Folium Salviae / Salbei 4 g
Herba Verbenae / Eisenkraut 4 g
Herba Millefolii / Schafgarbe 5 g
Radix Calami / Kalmus 4 g

Wirkung:
- Leitet Feuchte-Hitze der Milz aus
- Leitet Feuchte-Hitze der Leber aus

Indikationen:
- Übelkeit, Brechreiz
- Abneigung gegenüber fetten Nahrungsmitteln
- Völlegefühl und Schmerzen in der Bauchregion
- Übel riechende Stühle
- Durst, aber kein Bedürfnis, zu trinken, bzw. ein Verlangen, kaltes Wasser in kleinen Schlucken zu trinken
- Schweregefühl
- Cephalea (Kopfschmerzen
- Benommenheitsgefühl
- Ekzeme (Entzündungen der Haut)
- Gelber, spärlicher Urin

Zunge: roter Zungenkörper, dicker Belag
Puls: schnell *(shuo)* und gleitend *(hua)*

Feuchte-Hitze in der Milz (pi shire) 2

Inhaltsstoffe:

Herba Melissae / Melisse 4 g
Herba Menthae piperitae / Pfefferminze 3 g
Folium Juglandis / Walnussblätter 3 g
Herba Fumariae / Erdrauch 6 g
Flos Matricariae / Kamille 3 g
Herba Verbenae / Eisenkraut 4 g
Herba Millefolii / Schafgarbe 5 g

Wirkung:
– Leitet Feuchte-Hitze der Milz aus
– Leitet Feuchte-Hitze der Leber aus
– Wirkt Leber-Qi-Stagnationen entgegen

Indikationen:
– Übelkeit, Brechreiz
– Abneigung gegenüber fetten Nahrungsmitteln
– Völlegefühl und Schmerzen in der Bauchregion
– Übel riechende Stühle
– Durst, aber kein Bedürfnis, zu trinken, oder ein Verlangen, kaltes Wasser in kleinen Schlucken zu trinken
– Schweregefühl
– Cephalea (Kopfschmerzen)
– Benommenheitsgefühl
– Ekzeme (Entzündungen der Haut)
– Gelber, spärlicher Urin

Zunge: roter Zungenkörper, dicker Belag
Puls: schnell *(shuo)* und gleitend *(hua)*

Feuchte-Hitze in der Milz (pi shire) 3

Inhaltsstoffe:

Fructus Cardamomi / Gerösteter Kardamom   3 g
Fructus Foeniculi / Geröstete Fenchelsamen   6 g
Radix Glycyrrhizae tosta / Geröstetes Süßholz   3 g
Folium Rosmarini / Rosmarin   3 g
Radix Angelicae / Geröstete Engelwurz   4 g
Cortex Betulae / Birkenrinde   6 g
Radix Calami / Kalmuswurzel   3 g

Wirkung:
– Vertreibt Ansammlungen von Feuchte-Hitze in der Milz, die sekundär aus einer Feuchte-Kälte entstanden ist.

Indikationen:
– Meteorismus (Blähungen)
– Völlegefühl
– Neigung zu Adipositas (Übergewicht)
– Hypothyreose (Unterfunktion der Schilddrüse)
– Ödeme (Wasseransammlungen)

Zunge: blass mit gelbem Belag
Puls: gleitend *(hua)*

Der Magen (wei)

Die Funktionen des Magens

- Der Magen stellt ein zentrales Element bei der Aufarbeitung und Extraktion der Nahrungsmittel dar. Er hilft, nachgeburtliche Substanz zu erzeugen. Bei dieser Extraktionsarbeit erfährt der Magen Unterstützung von Seiten der Nieren, genauer dem Nieren-Yang. Diese Funktion entspricht dem Agni (Feuer) der ayurvedischen Medizin. Lodert das Feuer, kann die Nahrung leicht umgewandelt werden.
- Der Magen liebt ein feuchtes Milieu und neigt zu Hitze-Symptomen und Yin-Mangel. Verletzt wird der Magen durch Trockenheit.
- Der Magen hat eine absteigende Bewegung. Dreht sich das Magen-Qi um, kommt es zu Symptomen wie Übelkeit, Brechreiz, Erbrechen und Aufstoßen. Dann spricht man von „rebellierendem Magen-Qi".
- Der Magen steht mit der Milz in einer Bruder-Schwester-Beziehung.
- Die Maximalzeit des Magens liegt zwischen 7.00 und 9.00 Uhr.
- Magen und Dickdarm bilden die Yangming-Schicht im Sechs-Schichten-System der Lehre der Infektionskrankheiten, die durch äußere Wind-Kälte verursacht werden.

Magen-Yin-Mangel (weiyinxu)

Die Ursachen

Einerseits können zu scharfes Essen und unregelmäßige Nahrungsgewohnheiten zu einem Magen-Yin-Mangel führen, andererseits kann es sich um einen Verbrauch von Jinye (Körpersäften) und Yin im Rahmen eines chronischen fieberhaften Infektes handeln.

Die Symptome

Die Patienten haben ständig Hunger, aber keinen Appetit. Ihr Mund ist trocken, sie sind durstig, trinken jedoch nur schluckweise. Es bestehen häufig Beschwerden in der Magenregion: Die Patienten fühlen sich dort unbehaglich und klagen über ein Druckgefühl. Oft treten auch Singultus und trockenes Erbrechen auf. Menschen mit einem Magen-Yin-Mangel sehen eher ausgezehrt aus. Die Lippen sind rot und der Stuhl ist trocken.

Zunge: rot, kein oder nur wenig Zungenbelag, der in der Zungenmitte fehlt
Puls: schnell *(shuo)*, oberflächlich *(fu)*, leer *(xu)*

Hauptsymptome
- Hungergefühl
- Schmerzen in der Magengegend
- Durst

Entsprechende westliche Krankheitsbilder
- Gastritis (Entzündung der Magenschleimhaut)
- Gastroenteritis (Entzündung des Magen-Darmtraktes)
- Ulcus duodeni (Zwölffingerdarmgeschwür)
- Zahnfleischbluten
- Stomatitis (Entzündung der Mundschleimhaut)
- Übelkeit und Brechreiz

Chinesische Rezepturen
Yiwei tang

Magen-Yin-Mangel (weiyinxu)

Inhaltsstoffe:

Flos Matricariae / Kamille 5 g
Radix Glycyrrhizae / Süßholz 5 g
Herba Agrimoniae / Odermennig 3 g
Radix Althaeae / Eibischwurzel 5 g

Wirkung:
- Tonisiert das Magen-Yin
- Tonisiert das Lungen-Yin

Indikationen:
- Schmerzen in der Magengegend
- Durst
- Hungergefühl
- Gastritis (Entzündung der Magenschleimhaut)
- Ulcus duodeni (Zwölffingerdarmgeschwür)
- Zahnfleischbluten
- Stomatitis (Entzündung der Mundschleimhaut)
- Übelkeit und Brechreiz
- Untergewicht

Zunge: rot, kein oder nur geringer Zungenbelag, der in der Zungenmitte fehlt
Puls: schnell *(shuo)*, oberflächlich *(fu)*, leer *(xu)*

Magen-Feuer (weihuo)

Die Ursachen

Eine unausgewogene Ernährung mit einem Übermaß an scharfen Nahrungsmitteln wie zum Beispiel Ingwer, Pfeffer, Zimt, Curry usw., aber auch Alkoholkonsum (mit der Ausnahme von Bier) führen mit der Zeit zu einer Verstärkung der Symptome. Zigaretten rauchen führt ebenfalls zu Magen-Feuer. (Nach einem Rauchstopp fällt diese trocknende Wirkung aus, es kommt zu einer Gewichtszunahme, ohne dass die Nahrungsmenge geändert wurde.)

Ein Nieren-Yin-Mangel und eine lang bestehende Leber-Qi-Stagnation können ebenfalls zu Magen-Feuer führen (Holz attackiert Erde).

Die Symptome

Es handelt sich um Patienten, die pausenlos essen können (und auch müssen, da sie sonst unruhig werden), ohne zuzunehmen. Oft klagen sie über brennende Schmerzen im Epigastrikum, Mundtrockenheit, Probleme mit dem Zahnfleisch (Schmerzen und Blutungen) und vor allem über ein ständiges Hunger- und Durstgefühl nach kalten Getränken.

Weiters können bestehen: Kopfschmerzen im Stirnbereich; wenig gelber konzentrierter Urin und Obstipation.

Zunge: rot, dünner, gelber Belag
Puls: schnell *(shuo)* und voll *(shi)* im Mittleren Erwärmer rechts

Hauptsymptome
– Starkes Hunger- und Durstgefühl
– Zahnfleischprobleme

Entsprechende westliche Krankheitsbilder
– Zahnfleischbluten
– Zahnschmerzen
– Paradontose (Zahnfleischschwund)
– Stomatitis (Entzündung der Mundschleimhaut)
– Trigeminusneuralgie (Schmerzen im Bereich eines Gesichtsnerves)

- Ulcus duodeni (Zwölffingerdarmgeschwür)
- Gastritis (Entzündung der Magenschleimhaut)
- Cephalea (Kopfschmerzen)

Chinesische Rezepturen
Liangge san
Qingwei san

Magen-Feuer (weihuo) 1

Inhaltsstoffe:
Flos Matricariae / Kamille 6 g
Radix Glycyrrhizae / Süßholz 3 g
Herba Melissae / Melisse 6 g

Wirkung:
– Kühlt Magen-Feuer, das auf Grund einer unausgewogenen Ernährung entstanden ist

Indikationen:
– Heißhunger
– Gastritis (Entzündung der Magenschleimhaut)
– Stomatitis (Entzündung der Mundschleimhaut)
– Sodbrennen
– Durst
– Trockener Mund

Zunge: roter Zungenkörper
Puls: voll *(shi)*, schnell *(shu)*

Tipp: Dieser Tee kann nach einem zu üppigen Essen, bei dem auch Alkohol konsumiert wurde, getrunken werden.

Magen-Feuer (weihuo) 2

Inhaltsstoffe:

Herba Menthae piperitae / Pfefferminze 6 g
Herba Millefolii / Schafgarbe 6 g
Radix Glycyrrhizae / Süßholz 3 g
Herba Anserinae / Gänsefingerkrautwurzel 6 g
Flos Calendulae / Ringelblume 5 g

Wirkung:
– Klärt Magen-Feuer, das aus einer Leber-Qi-Stagnation entstanden ist („Holz attackiert Erde")

Indikationen:
– Gastritis (Entzündung der Magenschleimhaut)
– Meteorismus (Blähungen)
– Druckgefühl am Thorax (Brustkorb)

Zunge: roter bzw. zyanotischer Zungenkörper
Puls: saitenförmig *(xian)*, schnell *(shuo)* und leicht oberflächlich *(fu)* im Magenbereich

Tipp: Hier ist nicht die Ernährung die Ursache der Probleme. Anspannung, Frustration, aufgestaute Aggression („Leber-Qi-Stagnation") blockieren den Verdauungstrakt. Oft bringt körperliche Bewegung, Tanzen usw. eine Verbesserung.

Magen-Feuer (weihuo) 3

Inhaltsstoffe:
Herba Equiseti / Ackerschachtelhalm   12 g
Herba Galeopsis / Ockergelber Hohlzahn   9 g
Herba Stellaria media / Vogelmiere   12 g
Herba Pulmonariae / Lungenkraut   9 g
Flos Matricariae / Kamille   6 g
Radix Glycyrrhizae / Süßholz   3 g

Wirkung:
- Kühlt das Magen-Feuer, das auf Grund eines Nieren-Yin-Mangels entstanden ist

Indikationen:
- Heißhunger
- Durst
- Lumboischialgie (Rückenschmerzen)
- Nachtschweiß
- Insomnia (Schlaflosigkeit) mit Durchschlafproblemen

Zunge: rot, ohne Belag
Puls: schnell *(shuo)*, leer *(xu)* und leicht oberflächlich *(fu)*

Tipp: Ackerschachtelhalm, Ockergelber Hohlzahn, Vogelknöterich und Lungenkraut sind Kräuter, die das Yin aufbauen. Ackerschachtelhalm kann laut TCM als Osteoporoseprophylaxe eingesetzt werden. Wichtig ist dabei, dass das Kraut nicht gekocht wird (dadurch würde es diuretisch wirken). Daher empfehlen sich Kapseln; es ist natürlich auch möglich, Ackerschachtelhalm über Salate, Kompotte, Aufläufe usw. zu streuen.

Magen-Feuer (weihuo) 4

Inhaltsstoffe:

Cortex Frangulae / Faulbaumrinde 7 g
Fructus Foeniculi / Fenchelsamen 7 g
Herba Solidaginis virgaureae / Goldrutenkraut 7 g
Flos Hibisci / Hibiskusblüten 5 g
Flos Matricariae / Kamillenblüten 5 g
Herba Menthae piperitae / Pfefferminzblätter 5 g
Herba Violae tricolores / Stiefmütterchenkraut 5 g
Herba Centauri / Tausendguldenkraut 5 g
Herba Urticae / Brennnessel 5 g
Folium Sennae / Sennesblätter 5 g
Flos Calendulae / Ringelblumenblüten 5 g
Santalignum album / Sandelholz 5 g

Wirkung:

- Kühlt Magen-Feuer
- Kühlt Gallenblasen-Feuer

Zunge: rot, ohne Belag
Puls: schnell *(shuo)*, leicht oberflächlich *(fu)*

Indikationen:

- Gastritis (Entzündung der Magenschleimhaut)
- Obstipation (Verstopfung) mit trockenem Stuhl
- Nässende Dermatosen (Hautprobleme)

Magen-Kälte (weihan)

Die Ursachen

Neben einer Invasion äußerer pathogener Kälte spielen auch Diätfehler eine Rolle: zu viel kalte, rohe Nahrungsmittel wie z. B. eine zu große Portion Wassermelone, möglicherweise im Winter genossen. Außerdem kann sich Magen-Kälte aus einem Nieren- und Milz-Yang-Mangel entwickeln: Da im Verdauungstrakt zu wenig Hitze besteht, kommt es zu einem Kältegefühl im Magen und zu einer Einschränkung seiner Funktion.

Die Symptome

Die Folge einer Magen-Kälte sind Appetitlosigkeit, Völlegefühl, Schluckauf und Erbrechen klarer Flüssigkeiten. Oft können gurgelnde Darmgeräusche wahrgenommen werden. Die Symptome bessern sich durch eine Wärmeanwendung: Sowohl warme Getränke und Lebensmittel als auch äußere Wärmeanwendungen in Form von Wärmflaschen und Ähnlichem bringen Besserung. Auch Massagen werden als angenehm empfunden.

Bei Magen-Kälte kann durch eine richtige Ernährung viel erreicht werden. Rohkost und abkühlende Nahrungsmittel (Joghurt, Mango, Salat ...) sollten gemieden und gekochte, wärmende Nahrungsmittel in verstärktem Ausmaß eingenommen werden.

Zunge: blass (bei einem Milz-Yang-Mangel mit Zahnabdrücken); weißer, feuchter Zungenbelag
Puls: langsam *(chi)* und tief *(chen)*

Entsprechende westliche Krankheitsbilder

- Gastritis (Entzündung der Magenschleimhaut)
- Ulcus duodeni (Zwölffingerdarmgeschwür)
- Diarrhoe (Durchfall)
- Singultus (Schluckauf), Erbrechen, Übelkeit

Chinesische Rezepturen

Xiaojianzhong tang
Wuzhuyu tang

Magen-Kälte (weihan) 1

Inhaltsstoffe:

Semen Anethi / Dillsamen   6 g
Fructus Anis stellati / Sternanis   4 g
Herba Thymi / Thymian   5 g
Rhizoma Zingiberis / Ingwer   3 g
Herba Basilici / Basilienkraut   3 g

Wirkung:
- Wirkt Magen-Kälte entgegen
- Tonisiert das Nieren- und Milz-Yang

Indikationen:
- Appetitlosigkeit
- Kein Durst
- Hypothyreose (Unterfunktion der Schilddrüse)
- Erbrechen klarer Flüssigkeiten
- Kältegefühl
- Schmerzen in der Bauchregion, die nach warmen Speisen, Massage und äußerer Wärmeanwendung besser werden
- Gurgelnde Geräusche im Epigastikum

Zunge: blass, weißer, feuchter Zungenbelag
Puls: langsam *(chi)*, tief *(chen)*

Magen-Kälte (weihan) 2

Inhaltsstoffe:

Fructus Foeniculi / Fenchel 5 g
Radix Levistici / Liebstöckel 6 g
Herba Thymi / Thymian 5 g
Cortex Cinnamomi / Zimtrinde 3 g
Radix Angelicae / Engelwurz 3 g

Wirkung:
- Wirkt Magen-Kälte entgegen
- Tonisiert das Nieren- und Milz-Yang

Indikationen:
- Diarrhoe (Durchfall) mit Resten unverdauter Nahrungsmittel im Stuhl
- Singultus (Schluckauf)
- Erbrechen klarer Flüssigkeiten
- Übelkeit
- Appetitlosigkeit
- Kältegefühl in der Magengegend

Zunge: blass, weißer, feuchter Zungenbelag
Puls: langsam *(chi)*, tief *(chen)*

Tipp: Wichtig ist bei Vorliegen eines Yang-Mangels mit Kälte, dass diese nicht zu schnell mit einer zu hohen Dosierung scharf-heißer Kräuter wie Ingwer und Nelken behandelt wird. Der Körper wäre überfordert. Man kann nicht ein Extrem mit einem anderen behandeln. (So hätte der Patient zusätzlich zu seinem Yang-Mangel relativ schnell auch einen Yin-Mangel.) Ein langsames, behutsames Erwärmen ist sicherlich sinnvoller.

Rebellierendes Magen-Qi

Die Ursachen

Häufig ist eine Leber-Qi-Stagnation in Kombination mit einer zu üppigen Nahrungsaufnahme Ursache für ein rebellierendes Magen-Qi.
    Für den normalen Resorptionsprozess ist eine Zirkulation des Qi notwendig. Der richtige Energiefluss des Magens ist absteigend. Der Anfangspunkt des Magen-Meridians (Magen 1, *chenqi*) liegt im Kopfbereich (direkt unter der Pupille zwischen Augapfel und Infraorbitalrand), der Endpunkt Magen 45 (*lidui*) im Bereich des Fußes (neben dem lateralen Winkel der zweiten Zehe). Der Milz-Meridian hat eine aufsteigende Bewegung.
    Bei einer Umkehrung des Magen-Qi kann es zu Übelkeit, Brechreiz und Erbrechen kommen. Auch Schluckauf ist ein Zeichen eines rebellierenden Magen-Qi.

Zunge: keine Veränderungen
Puls: saitenförmig *(xian)*, oberflächlich *(fu)*

Entsprechende westliche Krankheitsbilder
– Singultus (Schluckauf)
– Gastroptose (Magensenkung)
– Ösophagitis (Entzündung der Speiseröhre)
– Übelkeit

Chinesische Rezepturen
Baohe wan

Rebellierendes Magen-Qi

Inhaltsstoffe:

Fructus Cardamomi / Kardamom 3 g
Semen Raphani / Rettichsamen 6 g
Pericarpium Citri reticulatae / Mandarinenschalen 4 g
Herba Millefolii / Schafgarbe 2 g

Wirkung:
- Leitet rebellierendes Magen-Qi abwärts
- Tonisiert das Milz-Qi

Indikationen:
- Brechreiz
- Übelkeit
- Erbrechen
- Singultus (Schluckauf)

Zunge: keine Veränderungen
Puls: oberflächlich *(fu)* und saitenförmig *(xian)* im Mittleren Erwärmer

Nahrungsmittel-Stagnation (shizhi weiwan)

Die Ursachen

Unregelmäßige Mahlzeiten, die noch dazu zu üppig ausfallen, können zu einer Nahrungsmittel-Stagnation im Mittleren Erwärmer führen. Unterstützt wird dieser Prozess durch einen Milz-Qi- und Milz-Yang-Mangel. Auch eine Schwäche des Nieren-Yang und eine Stagnation des Leber-Qi können zu dieser Symptomatik führen.

Die Symptome

Das Hauptsymptom ist ein Völlegefühl nach dem Essen, wobei der Stuhlgang eine Erleichterung bringt. Zusätzlich können Meteorismus, Übelkeit, Brechreiz, saures Aufstoßen, Appetitlosigkeit, übel riechende Darmgase, ein breiiger Stuhl und trüber Urin auftreten.

Bei einem Milz-Yang-Mangel kommt es außerdem zu Müdigkeit nach dem Essen, Schweregefühl, einem breiigen Stuhl oder einer atonischen Obstipation. Auf jeden Fall können Reste unverdauter Nahrungsmittel im Stuhl gefunden werden.

Bei einem Nieren-Yang-Mangel bestehen zusätzlich Kältegefühl, chronische Rückenschmerzen, die durch Bewegung besser werden, ein heller Urin und trotz geringer Nahrungsaufnahme eine Neigung zu Adipositas.

Bei einer Leber-Qi-Stagnation seufzt der Patient, er hat Schmerzen unter dem Rippenbogen, leidet unter Meteorismus oder gar Koliken, er isst, um sich zu beruhigen, und verträgt vor allem Knoblauch, Zwiebel und Käse nicht.

Zunge: dicker, gelber Belag in der Zungenmitte
Puls: voll *(shi)* und gleitend *(hua)* im Mittleren Erwärmer rechts

Hauptsymptom

– Völlegefühl nach dem Essen, wobei der Stuhlgang eine Erleichterung bringt.

➡

←

Entsprechende westliche Krankheitsbilder
- Meteorismus (Blähungen)
- Gastritis (Entzündung der Magenschleimhaut)
- Diarrhoe (Durchfall)
- Erbrechen

Chinesische Rezeptur
Baohe wan

Nahrungsmittel-Stagnation (shizhi weiwan) 1

Inhaltsstoffe:

Fructus Cardamomi / Kardamom   6 g
Pericarpium Citri reticulatae / Mandarinenschalen   6 g
Radix Glycyrrhizae / Süßholz   3 g
Flos Caryophylli / Nelken   3 g
Fructus Carvi / Gerösteter Kümmel   3 g
Fructus Hordei germinativus / Gekeimte Gerste   9 g

Wirkung:
- Wirkt einer Nahrungsmittel-Stagnation, die aus einem Qi-Mangel des Mittleren Erwärmers und einem Yang-Mangel entstanden ist, entgegen.

Indikationen:
- Völlegefühl
- Meteorismus (Blähungen)
- Süßverlangen
- Appetitlosigkeit
- Druckgefühl in der Bauchregion

Zunge: geschwollen, blass mit gelbem Zungenbelag in der Zungenmitte
Puls: langsam *(chi)*, gleitend *(hua)* und saitenförmig *(xian)* im Mittleren Erwärmer

Nahrungsmittel-Stagnation (shizhi weiwan) 2

Inhaltsstoffe:
Fructus Cardamomi / Kardamom 6 g
Pericarpium Citri reticulatae / Mandarinenschalen 6 g
Radix Glycyrrhizae / Süßholz 3 g
Flos Caryophylli / Nelken 3 g
Cortex Cinnamomi / Zimtrinde 6 g
Radix Angelicae / Geröstete Engelwurz 4 g
Fructus Hordei germinativus / Gekeimte Gerste 9 g

Wirkung:
- Wirkt einer Nahrungsmittel-Stagnation, die aus einem Qi-Mangel des Mittleren Erwärmers und einem Yang-Mangel entstanden ist, entgegen.

Indikationen:
- Völlegefühl
- Meteorismus (Blähungen)
- Kältegefühl, kalte Extremitäten
- Kein Durst
- Appetitlosigkeit
- Druckgefühl am Thorax (Brustkorb)
- Libidomangel
- Heller Urin

Zunge: geschwollen, blass mit gelbem Zungenbelag in der Zungenmitte
Puls: langsam *(chi)*, gleitend *(hua)* im Mittleren Erwärmer und leer *(xu)* im Unteren Erwärmer

Tipp: Diese Rezeptur eignet sich für Rohkostesser. Aufzupassen ist bei der Dosierung der Nelken: Auf Grund ihrer thermischen Wirkung (heiß) sollten sie nicht zu hoch dosiert werden. Für Rohkostesser ist es empfehlenswert, nur leicht erwärmende Nahrungsmittel und Kräuter zu verwenden. Scharfheiße Kräuter würden nicht gut toleriert werden und zusätzlich zu einem

Yin-Mangel führen. Es sollte nicht ein Extrem mit einem anderen bekämpft werden! Um den Körper zu wärmen, braucht man Zeit. Ein Sprichwort der chinesischen Medizin lautet: „Es dauert drei Jahre, bis das Yang aufgebaut wird, und sieben Jahre, bis das Yin aufgebaut wird".

Nahrungsmittel-Stagnation (shizhi weiwan) 3

Inhaltsstoffe:

Herba Millefolii / Schafgarbe 6 g
Pericarpium Citri reticulatae / Mandarinenschalen 5 g
Herba Menthae piperitae / Pfefferminze 4 g
Flos Calendulae / Ringelblume 6 g
*Radix Glycyrrhiza*e / Süßholz 3 g
Fructus Foeniculi / Fenchelsamen 9 g
Radix Gentianae / Enzianwurzel 3 g
Fructus Hordei germinativus / Gekeimte Gerste 9 g
Fructus Crataegi / Weißdornfrüchte 9 g

Wirkung:
- Beseitigt Nahrungsmittel-Stagnationen, die ihre Ursache in einer Leber-Qi-Stagnation haben

Indikationen:
- Meteorismus (Blähungen)
- Völlegefühl
- Appetitlosigkeit
- Hypercholesterinämie und Hypertriglyceridämie (erhöhte Blutfettwerte)
- Neigung zu Adipositas (Übergewicht)
- Mundgeruch

Zunge: gelber Zungenbelag in der Zungenmitte, zyanotische Zungenfarbe
Puls: gleitend *(hua)* und saitenförmig *(xian)* im Mittleren Erwärmer

Nahrungsmittel-Stagnation (shizhi weiwan) 4

Inhaltsstoffe:

Cortex Frangulae / Faulbaumrinde 5 g
Radix et Rhizoma Rhei / Rhabarberwurzel 2 g
Herba et Radix Taraxaci / Löwenzahnwurzel mit Kraut 4 g
Fructus Foeniculi / Fenchelsamen 4 g
Herba Menthae piperitae / Pfefferminzblätter 4 g
Semen Petroselini / Petersiliensamen 4 g
Pericarpium Citri reticulatae / Mandarinenschalen 3 g

Wirkung:

- Wirkt einer Nahrungsmittel-Stagnation und Obstipation (Verstopfung) entgegen, die auf Grund eines Yang-Mangels und einer Qi-Stagnation entstanden sind
- Wirkt Leber-Qi-Stagnationen entgegen
- Leitet Feuchte-Hitze im Dickdarm aus
- Tonisiert das Milz-Yang

Indikationen:

- Atonische Obstipation (weiche Stühle)
- Meteorismus (Blähungen)
- Völlegefühl
- Druckgefühl in der Bauchregion
- Mundgeruch

Zunge: blasse Zunge mit gelbem Belag
Puls: eher langsam *(chi)* und gleitend *(hua)*

Tipp: Dieser Tee ist vor allem für ältere Menschen mit Verdauungsproblemen gedacht. Hier ist das Hauptproblem nicht ein zu fester Stuhl, sondern die schwache Darmperistaltik.

Die Lunge (fei)

Die Funktionen der Lunge

- Die Lunge kontrolliert die Körperoberfläche. Mit „Körperoberfläche" sind hier Haut, Haare und Schweißdrüsen gemeint. Bei gutem Lungen-Qi ist die Haut zart rosa und weder zu trocken noch zu feucht. Für das Öffnen und Schließen der Poren ist das Wei-Qi („Abwehr-Qi") verantwortlich. Dieses hat die Aufgabe, den Körper vor Pathogenen Faktoren zu schützen. Bei einer Schwäche des Wei-Qi (dies äußert sich in profusem Schwitzen) dringt ein Pathogener Faktor relativ leicht in den Körper ein.

- Die Lunge dominiert das Qi und reguliert die Atmung. Die Lunge ist für die Verteilung des Qi im ganzen Körper verantwortlich. Deswegen fühlen sich Menschen mit einem Lungen-Qi-Mangel schwach. Das ungehinderte Ein- und Ausatmen ist nur dann gewährleistet, wenn das Lungen-Qi mit dem Nieren-Qi kommunizieren kann.
Die Lunge ist an der Bildung des Atmungs-Qi (Qing-Qi) beteiligt. Dieses verbindet sich mit dem Nahrungs-Qi (Gu-Qi) der Milz und bilden das Sammel-Qi (Zong-Qi). So kann durch richtige Ernährung und Atmung der Verbrauch an vorgeburtlicher Substanz (Jing) reduziert werden. Dies ist die Stärke von Atmungstherapien, Qigong, Taiji, Meditationen usw.
Interessant ist, dass die Lunge laut TCM drei Bewegungsrichtungen besitzt: eine zentrifugale, eine zentripetale und eine absenkende. Die absenkende Bewegung ist z. B. bei einem Asthmaanfall blockiert: Die Energie staut sich im Brustraum. (Kaffee wurde ursprünglich verwendet, um das Qi bei Migräne, aber auch bei Asthma abzusenken.)

- Die Lunge reguliert die Wasserwege. Die reinen Anteile der Körperflüssigkeiten (Jinye) der Milz werden von der Lunge verdampft und über den Körper verteilt. Die reinen Anteile werden nach oben transportiert, die unreinen nach unten zu den Nieren geleitet. Auch im Dünn- und Dickdarm gibt es einen derartigen Trennungsvorgang.

Ist diese Trennungsfunktion gestört, kommt es zu Wasseransammlungen und Ödemen. Bei einem Lungen-Qi-Mangel treten Atemnot, Ödeme im Oberen Erwärmer, speziell im Gesichtsbereich, auf; bei einem Nieren-Qi-Mangel ist der Untere Erwärmer betroffen, hier finden wir Ödeme der Beine.

▶ Die Lunge beherbergt die Körperseele (Po). Die der Lunge zugeordnete Psychokomponente, das Po, kontrolliert unsere lebensnotwendigen Reflexe und hält die Form aufrecht. Ohne Po funktionieren die einfachsten Lebensreflexe nicht und das Immunsystem ist schwach. Zur Stärkung des Po bedarf es des Kontaktes mit Tieren und Natur. Menschen mit einer Po-Schwäche brauchen eine Aufgabe (z. B. Kinder), die sie erfüllt.

▶ Die Lunge ist für die Haut und Körperbehaarung verantwortlich. In diesem Zusammenhang ist interessant, dass in viele Rezepturen, die für die Behandlung von Hautproblemen eingesetzt werden, traditionelle chinesische Ärzte Kräuter beifügen, die das Wei-Qi stärken (z. B. Huangqi/ Radix Astragalus). Egal, ob es sich um Autoimmunerkrankungen wie Lupus Erythematodes oder um Akne vulgaris handelt: Das Wei-Qi muss gestärkt werden.

▶ Der Öffner der Lunge ist die Nase. Die Nase, aber auch die Nasennebenhöhlen und der Rachen, stehen mit der Lunge in Verbindung. Menschen mit einem Lungen-Qi-Mangel haben daher einen schwachen Geruchssinn und häufig eine verstopfte Nase; Menschen mit einem Lungen-Yang-Mangel haben eine blasse, glanzlose Nase, während Menschen mit einem Lungen-Yin-Mangel an trockenen Nasenschleimhäuten leiden und zu Nasenbluten neigen.

▶ Die der Lunge (also dem Funktionskreis Metall) zugeordnete Klimakomponente ist Trockenheit. Weiters werden der Lunge die Farbe Weiß, der Herbst und der Westen zugeordnet.

▶ Die Lungenzeit ist zwischen 3.00 und 5.00 Uhr. Während dieser Stunden treten vermehrt Asthmaanfälle auf. Die Lunge steht damit laut Organzeit in Opposition zur Blase (15.00 bis 17.00 Uhr).
Lunge und Milz bilden im Sechs-Schichten-System die Taiyin-Schicht. Die Milz füttert die Lunge (Erde füttert Metall).

Lungen-Qi-Mangel (feiqixu)

Die Ursachen

Eine wesentliche Ursache sind chronische Erkrankungen der Lunge, denn andauernder Husten erschöpft das Lungen-Qi. Auch zu langes Sprechen erschöpft das Lungen-Qi (und auch das Herz-Qi). Neben einer konstitutionellen Schwäche kann auch eine Dauerexposition in rauchigen, staubigen Räumen sowie zu viel Arbeit und Stress zu einer Verminderung des Lungen-Qi führen. Die entsprechende Emotion, die zu einem Lungen-Qi Mangel führt, ist Trauer.

Die Symptome

Ein Lungen-Qi-Mangel zeigt sich in kraftlosem Husten, Kurzatmigkeit und einer leisen, schwachen Stimme. Oft leiden Menschen mit einer Lungen-Qi-Schwäche an profusen (plötzlichen) Schweißausbrüchen und körperlicher Schwäche, die sich durch körperliche Anstrengung verschlimmert, an einer blassen Gesichtsfarbe und Traurigkeit. Zusätzlich können sie schweigsam sein und unter Erkältungsanfälligkeit leiden.

Zunge: zart, möglicherweise im vorderen Drittel leicht geschwollen, dünner weißer Belag
Puls: leer *(xu)*, schwach *(ruo)*

Entsprechende westliche Krankheitsbilder

- Dyspnoe (Kurzatmigkeit)
- Sinusitis (Entzündung der Nasennebenhöhlen)
- Rhinitis (Schnupfen)
- Bronchitis (Entzündung der Atemwege)
- Anfälligkeit für Infektionserkrankungen
- Asthma bronchiale (rezidivierend auftretende, krampfhafte Lungenerkrankung)

Chinesische Rezepturen

Bufei tang
Yupingfeng san

Lungen-Qi-Mangel (feiqixu) 1

Inhaltsstoffe:

Herba Thymi / Thymian 5 g
Radix Glycyrrhizae / Süßholz 3 g
Fructus Rubi fructicosi immaturus / Unreife Brombeeren 5 g
Folium Rosmarini / Rosmarin 4 g
Radix Ginseng / Ginseng 3 g
Fructus Foeniculi / Fenchelsamen 2 g

Wirkung:
- Tonisiert das Lungen-Qi

Indikationen:
- Profuses Schwitzen
- Dyspnoe (Kurzatmigkeit)
- Körperliche Schwäche
- Chronische Bronchitis (Entzündung der Atemwege)
- Asthma bronchiale (rezidivierend auftretende, krampfhafte Lungenerkrankung)
- Chronische Rhinitis (Schnupfen)

Zunge: zart, möglicherweise im vorderen Drittel leicht geschwollen; dünner weißer Belag
Puls: leer *(xu)*, schwach *(ruo)*

Lungen-Qi-Mangel (feiqixu) 2

Inhaltsstoffe:
Lichen Islandicus / Isländisches Moos 8 g
Radix Glycyrrhizae / Süßholz 3 g
Fructus Rubi fructicosi immaturus / Unreife Brombeeren 5 g
Fructus Crataegi / Weißdornfrüchte 4 g
Radix Ginseng / Ginseng 3 g
Herba Bursae pastoris / Hirtentäschel 4 g

Wirkung:
– Tonisiert das Lungen-Qi
– Tonisiert das Herz-Qi

Indikationen:
– Zu starkes Schwitzen
– Profuses Schwitzen
– Dyspnoe (Kurzatmigkeit)
– Körperliche Schwäche

Zunge: zart, möglicherweise im vorderen Drittel leicht geschwollen; dünner weißer Belag
Puls: leer *(xu)*, schwach *(ruo)*

Tipp: Diese Rezeptur soll vor allem einem spontanen Schwitzen, das durch einen Lungen-Qi-Mangel hervorgerufen wird, entgegenwirken.

Lungen-Yin-Mangel (feiyinxu)

Die Ursachen

Ein Lungen-Yin-Mangel kann die Folge chronischer Erkrankungen der Lunge sein. So kann er sich als Spätfolge von Kindererkrankungen wie (zum Beispiel von Pseudokrupp) entwickeln. Aber auch eine Strahlentherapie der Brustregion kann zu einem Lungen-Yin-Mangel führen.

Im psychischen Bereich wirken sich Trauer und Sorgen in Bezug auf die Zukunft negativ aus. (Wenn es sich allerdings um finanzielle Sorgen handelt, wird speziell der Dickdarm angegriffen.)

Negativ wirken sich Kunststoffböden, Klimaanlagen, Neonlicht, Computer, Kaffee, Schnäpse und scharfe Nahrungsmittel aus.

Positiv können sich auswirken: Aquarien, Springbrunnen, Luftbefeuchter und Pflanzen in den Zimmern sowie süße und thermisch neutrale bis kühlende Nahrungsmittel.

Für Kinder mit einer Lungen-Yin-Schwäche ist Körperkontakt äußerst wichtig. Auch Haustiere und Aufenthalt im Freien wirken unterstützend. Inhalieren von Wasserdampf bringt ebenfalls Besserung.

Die Symptome

Ein Yin-Mangel der Lunge wirkt sich in trockenem Husten ohne oder mit nur zähem Sputum aus. Der Husten verschlimmert sich am Nachmittag und in der Nacht. Oft wird ein Juckreiz im Hals beschrieben. Dieser fühlt sich trocken an.

Die Patienten haben eine raue Stimme, gerötete Wangen und Falten unter den Kieferknochen. Die Haut ist trocken, die Patienten sind durstig. Es besteht eine Fieberneigung am Nachmittag und Nachtschweiß.

Zunge: roter Zungenkörper mit Rissen im Bereich der Lunge, fehlender Zungenbelag im vorderen Drittel
Puls: oberflächlich *(fu)*, schnell *(shuo)* und leer *(xu)* im Lungenbereich

Hauptsymptome

- Trockener Husten
- Nachtschweiß
- Raue Stimme
- Mundtrockenheit   ➜

Entsprechende westliche Krankheitsbilder
- Kachexie (allgemeine Schwäche und Gewichtsverlust)
- Pseudokrupp (Entzündung des Kehlkopfes)
- TBC (Tuberkulose)
- Tierhaar- und Hausstauballergie

Chinesische Rezepturen
Shengmai san
Baihe gujin tang

Lungen-Yin-Mangel (feiyinxu) 1

Inhaltsstoffe:
Radix Althaeae / Eibischwurzel 6 g
Herba Pulmonariae / Lungenkraut 6 g
Lichen Islandicus / Isländisches Moos 3 g
Radix Glycyrrhizae / Süßholz 3 g

Wirkung:
– Tonisiert das Lungen-Yin

Indikationen:
– Trockener Husten
– Nachtschweiß
– Raue Stimme
– Mundtrockenheit, Durst
– TBC (Tuberkulose)
– Chronische Bronchitis (Entzündung der Atemwege)
– Tierhaar- und Hausstauballergie
– Pseudokrupp (Entzündung des Kehlkopfes)
– Chronische Laryngitis (Halsentzündungen)

Zunge: dünn oder sogar mit Rissen im Lungenbereich
Puls: oberflächlich *(fu)*, schnell *(shuo)* und leer *(xu)* im Lungenbereich

Lungen-Yin-Mangel (feiyinxu) 2

Inhaltsstoffe:

Folium Malvae / Käsepappel   6 g
Radix Althaeae / Eibischwurzel   6 g
Herba Verbasci / Königskerze   5 g
Radix Glycyrrhizae / Süßholz   3 g

Wirkung:
- Tonisiert das Lungen-Yin

Indikationen:
- Trockener Husten
- Nachtschweiß
- Raue Stimme
- Mundtrockenheit, Durst
- Tuberkulose
- Chronische Bronchitis (Entzündung der Atemwege)
- Tierhaar- und Hausstauballergie
- Pseudokrupp (Entzündung des Kehlkopfes)
- Chronische Laryngitis (Halsentzündungen)

Zunge: dünn oder sogar mit Rissen im Lungenbereich
Puls: oberflächlich *(fu)*, schnell *(shuo)* und leer *(xu)* im Lungenbereich

Lungen-Yin-Mangel (feiyinxu) 3

Inhaltsstoffe:

Radix Inulae / Alantwurzel 5 g
Folium Plantaginis / Spitzwegerich 5 g
Folium Salviae / Salbei 5 g
Folium seu Flos Tussilaginis / Huflattich 5 g
Radix Glycyrrhizae / Süßholz 3 g
Flos Tiliae / Lindenblüten 3 g

Wirkung:
- Tonisiert das Lungen-Yin
- Stoppt Hustenreiz
- Wirkt Schleim-Stagnationen in der Lunge entgegen

Indikationen:
- Chronische Bronchitis (Entzündung der Atemwege)
- Starker Husten mit festem Sputum, das nicht abgehustet werden kann
- Raucherlunge

Zunge: möglicherweise rissig im Lungengebiet, gelber Zungenbelag
Puls: oberflächlich *(fu)*, schnell *(shuo)*, leer *(xu)*, möglicherweise gleitend *(hua)* im Lungenbereich

Tipp: Diese Rezeptur hilft beim Abhusten eines in der Lunge festsitzenden Schleimes. Sie nährt das Lungen-Yin und stoppt den Hustenreiz.

Lungen-Yin-Mangel (feiyinxu) 4

Inhaltsstoffe:

Folium Plantaginis / Spitzwegerich   7 g
Herba Pulmonariae / Lungenkraut   7 g
Herba Equiseti / Ackerschachtelhalm   5 g
Herba Galeopsis / Ockergelber Hohlzahn   7 g

Wirkung:
- Tonisiert das Lungen-Yin
- Tonisiert das Nieren-Yin

Indikationen:
- Trockener Husten
- TBC (Tuberkulose)
- Pseudokrupp (Entzündung des Kehlkopfes)
- Tierhaar- und Hausstauballergie
- Nachtschweiß
- Lumboischialgie (Rückenschmerzen), die durch Bewegung schlechter werden

Zunge: möglicherweise rissig im Lungengebiet, kein Zungenbelag
Puls: oberflächlich *(fu)*, schnell *(shuo)* und leer *(xu)*

Tipp: Ackerschachtelhalm, Hohlzahn, Vogelknöterich und Lungenkraut eignen sich auf Grund ihres hohen Anteils an Kieselsäure gut dazu, das Yin aufzubauen. Durch einen Löffel Honig kann diese Wirkung verstärkt werden.

Feuchte-Kälte in der Lunge (hanshi zufei)

Die Ursachen

Ursache ist oft ein Milz-Qi-Mangel. Die Milz ist sozusagen die Quelle der Feuchtigkeit, und diese wird in der Lunge gesammelt.

Vielfach spielen schlechte Ernährungsgewohnheiten eine Rolle: zu viel Zucker, Süßigkeiten und vor allem zu viele Milchprodukte. Besonders belastend für Menschen mit Feuchtigkeitsproblemen ist die Kombination Milchprodukt plus Zucker bzw. Milchprodukt plus Saures, z. B. Früchtemüsli, Früchtejoghurt usw. Die Milchprodukte verschleimen, und durch die sauren Lebensmittel wird die Feuchtigkeit im Körper gehalten.

Die Symptome

Menschen mit Feuchte-Kälte in der Lunge klagen über Atemnot, sind verschleimt und husten, wobei eine große Menge eines klebrigen, weißen, leicht lösbaren Sputums abgehustet wird. Oft wird ein Druckgefühl am Thorax beschrieben. Zusätzlich kann ein leichtes Benommenheitsgefühl, eine Neigung zu Übelkeit und Brechreiz bestehen.

Zunge: Zungenkörper bei chronischen Problemen im Lungenbereich leicht geschwollen, klebriger, weißer Belag
Puls: gleitend *(hua)*, langsam *(chi)*

Hauptsymptome

- Husten mit weißem Sputum
- Dyspnoe (Kurzatmigkeit)
- Druckgefühl am Thorax (Brustkorb)

Entsprechende westliche Krankheitsbilder

- Bronchitis (Entzündung der Atemwege)
- Husten
- Dyspnoe (Kurzatmigkeit)

Chinesische Rezepturen

Erchen tang

Feuchte-Kälte in der Lunge (hanshi zufei) 1

Inhaltsstoffe:

Herba Thymi / Thymian 6 g
Folium Eucalypti / Eukalyptus 4 g
Radix Inulae / Alantwurzel 6 g
Semen Raphani / Rettichsamen 3 g

Wirkung:
- Leitet Feuchte-Kälte der Lunge aus

Indikationen:
- Dyspnoe (Kurzatmigkeit) und Druckgefühl am Thorax (Brustkorb)
- Husten mit weißem, leicht lösbarem Sputum
- Bronchitis (Entzündung der Atemwege)

Zunge: Zungenkörper im Lungenbereich bei chronischen Problemen leicht geschwollen, klebriger, weißer Belag
Puls: gleitend *(hua)*

Feuchte-Kälte in der Lunge (hanshi zufei) 2

Inhaltsstoffe:

Semen Raphani / Rettichsamen 3 g
Pericarpium Citri reticulatae / Mandarinenschalen 3 g
Herba Thymi / Thymian 3 g
Rhizoma Zingiberis / Getrockneter Ingwer 3 g
Radix Glycyrrhizae tosta / Geröstetes Süßholz 3 g

Wirkung:
– Leitet Feuchte-Kälte der Lunge aus

Indikationen:
– Dyspnoe (Kurzatmigkeit) und Druckgefühl am Thorax (Brustkorb)
– Husten mit weißem, leicht lösbarem Sputum
– Bronchitis (Entzündung der Atemwege)

Zunge: Zungenkörper im Lungenbereich bei chronischen Problemen leicht geschwollen, klebriger, weißer Belag
Puls: gleitend

Tipp: Für kleine Kinder könnte man einen Sirup aus schwarzem Rettich (dieser ist scharf-warm und hat einen Bezug zur Lunge) zubereiten. Dieser ist schnell gemacht und schmeckt den meisten Kindern.

Zubereitung: Man schneidet einen schwarzen Rettich in Scheiben, legt diese in einen Trichter über einem Gefäß und bedeckt sie mit Honig bzw. Vollrohrzucker. Unten im Gefäß sammelt sich mit der Zeit der selbst gemachte Sirup. (Mit Honig geht es schneller als mit Zucker.) Durch den hohen Zuckergehalt ist der Sirup gut haltbar.

Feuchte-Hitze in der Lunge (hanre zufei)

Die Ursachen

Einerseits können die Pathogenen Faktoren Hitze und Feuchtigkeit in die Lungen eindringen (wie z. B. während der Regenzeit in Asien), andererseits kann sich aber auch eine Wind-Kälte-Erkrankung mit der Zeit zu einer Feuchte-Hitze entwickeln. Basis der Feuchtigkeit ist eine Milz-Qi-Schwäche.

Fette und scharfe Nahrungsmittel können zu einer Verschlimmerung der Problematik führen. Daher sind scharfe und gebratene Nahrungsmittel genauso wie Milchprodukte zu meiden.

Die Symptome

Bei Feuchte-Hitze in der Lunge klagen die Patienten über gelblichen Auswurf, schwer abhustbaren Schleim und ein Druck- und Völlegefühl am Thorax. Da dies häufig bei Infektionserkrankungen vorkommt, besteht manchmal Fieber. Auch eine chronische Bronchitis entspricht diesem Zustand.

Zunge: gelber Zungenbelag
Puls: schnell *(shuo)* und gleitend *(hua)*

Hauptsymptome

- Chronischer Husten mit gelbem Sputum
- Druckgefühl am Thorax (Brustkorb)

Entsprechende westliche Krankheitsbilder

- Asthma bronchiale (rezidivierend auftretende, krampfhafte Lungenerkrankung)
- Dyspnoe (Kurzatmigkeit)
- Bronchitis (Entzündung der Atemwege)

Chinesische Rezepturen

Xiaoxianxiong tang
Qingqi huatan tang

Feuchte-Hitze in der Lunge (hanre zufei) 1

Inhaltsstoffe:

Herba Violae tricolores / Stiefmütterchen 3 g
Herba Marubii / Andorn 3 g
Herba Agrimoniae / Odermennig 3 g
Herba Vincae minoris / Immergrün 3 g
Radix Althaeae / Eibischwurzel 3 g

Wirkung:
– Leitet Feuchte-Hitze aus der Lunge aus

Indikationen:
– Husten mit gelbem Sputum
– Druckgefühl am Thorax (Brustkorb)
– Dyspnoe (Kurzatmigkeit)
– Bronchitis (Entzündung der Atemwege)
– Pneumonie (Lungenentzündung)

Zunge: gelber Zungenbelag
Puls: schnell *(shuo)* und gleitend *(hua)*

Feuchte-Hitze in der Lunge (hanre zufei) **2**

Inhaltsstoffe:

Flos Tiliae / Lindenblüten 5 g
Herba Menthae piperitae / Pfefferminze 3 g
Flos Lavandulae / Lavendel 5 g
Herba Agrimoniae / Odermennig 3 g
Radix Althaeae / Eibischwurzel 3 g

Wirkung:

– Leitet Feuchte-Hitze aus der Lunge aus

Indikationen:

– Chronischer Husten mit gelbem Sputum
– Druckgefühl am Thorax (Brustkorb)
– Dyspnoe (Kurzatmigkeit)
– Bronchitis (Entzündung der Atemwege)
– Pneumonie (Lungenentzündung)

Zunge: gelber Zungenbelag
Puls: schnell *(shuo)* und gleitend *(hua)*

Feuchte-Hitze in der Lunge (hanre zufei) 3

Inhaltsstoffe: g

Folium Tussilaginis / Huflattichblätter 5 g
Folium Plantaginis / Spitzwegerichblätter 5 g
Herba Menthae piperitae / Pfefferminze 3 g
Flos Lavandulae / Lavendel 5 g
Folium Eucalypti / Eukalyptusblätter 5

Wirkung:
- Leitet Feuchte-Hitze aus der Lunge aus

Indikationen:
- Chronischer Husten mit gelbem Sputum
- Druckgefühl am Thorax (Brustkorb)
- Dyspnoe (Kurzatmigkeit)
- Bronchitis (Entzündung der Atemwege)
- Pneumonie (Lungenentzündung)

Zunge: gelber Zungenbelag
Puls: schnell *(shuo)* und gleitend *(hua)*

Der Dickdarm (dachang)

Die Funktionen des Dickarms

- Der Dickdarm stellt die letzte Instanz des Verdauungstraktes dar. Er empfängt die „trüben" Bestandteile, die weiter proximal getrennt wurden. Hier findet zum letzten Mal eine Trennung zwischen rein und unrein statt. Die unreinen Stoffe werden daraufhin als Stuhlgang ausgeschieden. Bei dieser Bewegung wird der Dickdarm durch das absteigende Lungen-Qi unterstützt.
  Eine Form der Obstipation resultiert dementsprechend aus einer Lungen-Qi-Schwäche. Kaffee unterstützt übrigens diese absteigende Bewegung.
- Der Dickdarm steht mit der Lunge in einer Bruder-Schwester-Beziehung.
- Die Maximalzeit des Dickdarms ist von 5.00 bis 7.00 Uhr. Der Dickdarm steht damit laut Organzeit in Opposition zur Niere (17:00 bis 19:00).
  Magen und Dickdarm bilden die Yangming-Schicht im Sechs-Schichten-System der Lehre der Infektionskrankheiten, die durch äußere Wind-Kälte verursacht werden.

Feuchte-Hitze im Dickdarm (dachang shire)

Die Ursachen

Ein übermäßiger Genuss von scharfer, fetter Nahrung, aber auch Lebensmittelvergiftungen und Infektionen können zu Feuchte-Hitze im Dickdarm führen.

Die Symptome

Bauchschmerzen und eine Neigung zu Durchfall sind die Hauptkennzeichen von Feuchte-Hitze im Dickdarm. Dabei weist der Stuhl einen intensiven Geruch auf, manchmal ist Schleim oder Blut aufgelagert. Oft klagen die Patienten über Meteorismus (Blähungen) und Schweregefühl. Es ist keine gute Resorption gegeben. Dadurch entwickelt der Patient Feuchtigkeit und Schleim, er hat ein Gefühl der Schwere. Die Nahrungsmittel können nicht gut verwertet werden, ein Qi-Mangel mit Müdigkeit und Antriebslosigkeit sind die Folge.

Der Urin kann leicht trüb sein; oft liegt eine ungenügende Darmentleerung vor.

Aus psychischer Sicht verschlechtert Unsicherheit über die materielle Zukunft die Symptomatik.

Zunge: klebriger, gelber Belag
Puls: schnell *(shuo)* und gleitend *(hua)*

Hauptsymptome
- Durchfall mit übel riechendem Stuhl
- Bauchschmerzen

Entsprechende westliche Krankheitsbilder
- Diarrhoe (Durchfall)
- Trigeminusneuralgie (Schmerzen im Bereich eines Gesichtsnerves)

➡

Chinesische Rezepturen
> *Gegen huangqin huanglian tang*
> *Baitouweng tang*
> *Shaoyao tang*

Feuchte-Hitze im Dickdarm (dachang shire) 1

Inhaltsstoffe:

Radix Paeonia alba / Weiße Pfingstrosenwurzel 4 g
Radix et Rhizoma Rhei / Rhabarberwurzel 2 g
Herba Menthae piperitae / Pfefferminze 4 g
Radix Bardanae / Klettenwurzel 4 g
Pericarpium Citri reticulatae / Mandarinenschalen 4 g

Wirkung:
– Leitet Feuchte-Hitze aus dem Dickdarm aus

Indikationen:
– Diarrhoe (Durchfall) mit übel riechenden Stühlen
– Mundgeruch
– Meteorismus (Blähungen)
– Völlegefühl und Übelkeit

Zunge: dicker, gelber Belag an der Zungenwurzel
Puls: schnell *(shuo)* und gleitend *(hua)* im Unteren Erwärmer

Tipp: Es ist auch möglich, einen entweder selber angesetzten oder fertig gekauften Schwedenbitter zu verwenden. Diesen kann man jederzeit nach einem zu üppigen Mahl und auch auf Auslandsreisen zu sich nehmen. Die bitteren Kräuter des Schwedenbitters wirken ausleitend und desinfizierend.

Feuchte-Hitze im Dickdarm (dachang shire) 2

Inhaltsstoffe:

Herba Fumariae / Erdrauchkraut 5 g
Herba Violae tricolores / Stiefmütterchen 5 g
Cortex Frangulae / Faulbaumrinde 5 g
Herba Urticae / Brennnesselkraut 5 g
Folium Juglandis / Walnussblätter 5 g

Wirkung:
- Leitet Feuchte-Hitze aus dem Dickdarm aus

Indikationen:
- Diarrhoe (Durchfall mit übel riechenden Stühlen)
- Mundgeruch
- Meteorismus (Blähungen)
- Ekzeme (Entzündungen der Haut)
- Obstipation (Verstopfung)
- Lumboischialgie (Rückenschmerzen)

Zunge: dicker, gelber Belag an der Zungenwurzel
Puls: schnell *(shuo)* und gleitend *(hua)* im Unteren Erwärmer

Feuchte-Kälte im Dickdarm (dachang shihan)

Die Ursachen

Ein Aufenthalt in feuchter, kalter Umwelt kann Feuchte-Kälte im Dickdarm herbeiführen. Auch zu befeuchtende und abkühlende Nahrungsmittel (Weizen, frisches Brot, Yoghurt, Bananen, Früchtemüsli usw.) in Kombination mit einer konstitutionellen Qi-Schwäche der Milz oder gar einem Milz- und Nieren-Yang-Mangel können mit der Zeit zu Feuchte-Kälte im Dickdarm führen.

Die Symptome

Patienten mit Feuchte-Kälte im Dickdarm klagen über Bauchschmerzen, Durchfall oder atonische Obstipation (Verstopfung), wobei der Stuhl weich ist. Als Kennzeichen der Feuchte-Kälte befinden sich Reste unverdauter Nahrungsmittel im Stuhl. Dieser ist fast geruchlos.

Zusätzlich wird starker Meteorismus (Blähungen) und chronische Rückenschmerzen beschrieben. Rücken, Füße und Knie sind kalt. Es besteht eine Neigung zu Polyurie. Oft neigen die Patienten zu einer Anämie (Blut-Mangel), die nicht durch die Einnahme von Eisentabletten gebessert wird, da diese nicht verwertet werden können. Erst muss der Verdauungstrakt saniert werden. Rohkost und Milchprodukte sind zu meiden!

Zunge: blass und geschwollen, weißer Belag
Puls: gleitend *(hua)* und langsam *(chi)*

Hauptsymptome

- Diarrhoe (Durchfall)
- Atonische Obstipation (Verstopfung)
- Meteorismus (Blähungen)

Entsprechende westliche Krankheitsbilder

- Meteorismus (Blähungen)

➡

- Malabsorbtionssyndrom (der Verdauungstrakt kann nicht ausreichend gut resorbieren)
- Diarrhoe (Durchfall)
- Zöliakie (Unverträglichkeit von bestimmten Weizeneiweißstoffen)
- Atonische Obstipation (Verstopfung)
- Anämie (Blut-Mangel)

Chinesische Rezepturen

Lianfu tang

Feuchte-Kälte im Dickdarm (dachang shihan) 1

Inhaltsstoffe:
Fructus Carvi / Kümmel 8 g
Fructus Anis stellati / Sternanis 8 g
Radix Angelicae / Engelwurz 7 g
Fructus Foeniculi / Fenchel 3 g
Radix et Rhizoma Rhei / Rhabarberwurzel 3 g

Wirkung:
- Leitet Feuchte-Kälte des Dickdarmes aus
- Tonisiert das Milz- und Nieren-Yang

Indikationen:
- Diarrhoe (Durchfall) mit Resten unverdauter Nahrungsmittel im Stuhl
- Meteorismus (Blähungen)
- Völlegefühl
- Kältegefühl
- Appetitlosigkeit
- Atonische Obstipation (Verstopfung)

Zunge: blass und geschwollen, weißer Belag
Puls: gleitend *(hua)* und langsam *(chi)*

Tipp: Am besten wirken die Kräuter, wenn sie kurz vor dem Übergießen mit heißem Wasser mit einem Mörser zerstoßen werden.

Bei einer atonischen Obstipation (Verstopfung) könnte man Mandarinenschalen dazufügen, um die Darmperistaltik anzuregen. Oft bringt auch eine Wärmflasche, auf den Bauch gelegt, eine Verbesserung. Eine Moxabehandlung ist für diese Patienten sehr hilfreich.

Feuchte-Kälte im Dickdarm (dachang shihan) 2

Inhaltsstoffe:
Fructus Cardamomi / Kardamom 8 g
Fructus Anis stellati / Sternanis 8 g
Radix Angelicae / Engelwurz 7 g
Fructus Foeniculi / Fenchel 3 g
Herba Menthae piperitae / Pfefferminze 2 g
Cortex Frangulae / Faulbaumrinde 3 g

Wirkung:
- Leitet Feuchte-Kälte des Dickdarmes aus
- Tonisiert das Nieren- und Milz-Yang

Indikationen:
- Durchfall mit unverdauten Nahrungsresten
- Meteorismus (Blähungen)
- Völlegefühl
- Schmerzen im Bauchbereich
- Reizbarkeit
- Kältegefühl
- Appetitlosigkeit
- Atonische Obstipation (Verstopfung)

Zunge: blass und geschwollen, weißer Belag
Puls: gleitend *(hua)*, langsam *(chi)* und leicht saitenförmig *(xian)*

Tipp: Hier bewirkt Pfefferminze nicht nur eine merkbare Verbesserung des Geschmackes, sondern wirkt auch einer Leber-Qi-Stagnation entgegen.

Säfte-Mangel im Dickdarm (dachang yekui)

Die Ursachen
Bei alten Menschen besteht oft ein chronischer Blut- und Yin-Mangel. Ein starker Blutverlust oder eine Geburt können ebenfalls zu einem Säfte-Mangel des Dickdarmes führen.

Weitere Auslöser sind chronische Durchfallerkrankungen und chronische Erkrankungen, die mit Fieber und Schwitzen einhergehen.

Die Symptome
Das wichtigste Symptom ist eine Obstipation mit trockenen, harten Stühlen, weiters starker Durst und Mundtrockenheit. Patienten mit einem Säfte-Mangel im Dickdarm sind meistens von einer ausgezehrten, dünnen Statur und haben eine trockene Haut.

Zunge: trockener oder fehlender Belag
Puls: dünn *(xi)* und eventuell rau *(se)* im unteren Erwärmer

Hauptsymptome
- Trockener Stuhl
- Mundtrockenheit

Entsprechende westliche Krankheitsbilder
- Obstipation (Verstopfung)
- Kachexie (allgemeine Schwäche und Gewichtsverlust)
- Exsikkose (Austrocknung)
- Status post partum (Zustand nach der Geburt)
- Chronischer Laxantienabusus

Chinesische Rezepturen
Runchang wan
Zengye wan

Säfte-Mangel im Dickdarm (dachang yekui)

Inhaltsstoffe:
Radix Althaeae / Eibischwurzel 8 g
Folium Malvae / Käsepappel 8 g
Folium seu Flos Tussilaginis / Huflattich 5 g
Herba Stellaria media / Vogelmiere 5 g

Wirkung:
- Tonisiert das Dickdarm-Yin
- Tonisiert das Lungen-Yin
- Fördert das Abhusten von festgesetztem Schleim

Indikationen:
- Obstipation (Verstopfung)
- Mundtrockenheit
- Trockener Husten
- Asthma bronchiale (rezidivierend auftretende, krampfhafte Lungenerkrankung)
- Chronische Bronchitis (Entzündung der Atemwege)
- Pseudokrupp (Entzündung des Kehlkopfes)
- Nachtschweiß
- Abendliches Fieber

Zunge: trockener oder fehlender Belag
Puls: dünn *(xi)* und eventuell rau *(se)* im unteren Erwärmer

Die Nieren (shen)

Die Funktionen der Nieren

- Sie speichern die Essenz (Jing) und sind damit für Wachstum, Fortpflanzung und den Alterungsprozess zuständig.
  Die Essenz wird in vor- und nachgeburtliche Essenz unterteilt. Beide werden in der Niere gespeichert. (Zusätzlich sind die Wundergefäße wie Zhongmai, Renmai, Dumai usw. sowie die außergewöhnlichen Organe für die Speicherung des Jing verantwortlich. Zu diesen außergewöhnlichen Organen zählen Gebärmutter, Rückenmark, Gehirn und Gallenblase.)
  Bei einem Nieren-Jing-Mangel kommt es zu Wachstumsstörungen, Sterilität, Problemen in der Schwangerschaft, Amenorrhoe (Ausbleiben der Menstruation), Osteoporose, Tinnitus und verfrühten Alterungsprozessen.
- Die Nieren regieren über das Wasser. So kann es bei einem Nieren-Qi-Mangel zu Inkontinenz und Polyurie mit viel hellem Urin kommen. Bei einem Nieren-Yang-Mangel finden wir Ödeme, speziell der unteren Extremität, und ebenfalls Polyurie, während bei einem Nieren-Yin-Mangel Oligurie (ungenügende Urinausscheidung) auftreten kann.
- Die Nieren sind für die Aufnahme des Qi zuständig. Die Nieren nehmen das von der Lunge herabgeführte Qi in Empfang. Bei einer Nieren-Schwäche steigen das Qi und die Jinye wieder nach oben und führen zu Atembeschwerden.
- Der Öffner der Nieren sind die Ohren. Sowohl Gehörprobleme und Ohrgeräusche als auch Gleichgewichtsstörungen werden über die Niere therapiert.
- Die Nieren sind für die Knochen und Produktion des Knochenmarks zuständig. Der Zustand der Nieren zeigt sich am Glanz der Kopfhaare; bei einem Nieren-Qi-Mangel sind die Haare glanzlos und stumpf. Bei einem Nieren-Yin-Mangel sind die Haare brüchig und fallen aus.

➡

(Bei einem Leber-Blut-Mangel sind die Haare ebenfalls brüchig, außerdem ist in diesem Fall die Kopfhaut trocken und schuppig.)

- Die den Nieren zugeordnete Psychokomponente ist das Zhi (Willenskraft). Die positive Yin-Eigenschaft ist Weisheit, die negative Yin-Eigenschaft Angst. Die positive Yang-Eigenschaft ist Furchtlosigkeit und Willensstärke, die negative Yang-Eigenschaft ist Machtsucht.
- Weitere Entsprechungen: Den Nieren entsprechen der Klimafaktor Kälte, die Jahreszeit Winter und die Himmelsrichtung Norden. Die Farbe Schwarz wird ebenfalls den Nieren zugeordnet.
- Die Nierenzeit ist zwischen 17.00 und 19.00 Uhr. Damit stehen die Nieren in Opposition zum Dickdarm (5.00 bis 7.00 Uhr).

Herz und Nieren bilden gemeinsam das Shaoyin.

Gefüttert werden die Nieren von der Lunge (Metall füttert Wasser).

Nieren-Qi-Mangel (shenqixu)

Die Ursachen

Hauptursache ist eine konstitutionelle Schwäche des Nieren-Qi und eine Schwäche des Milz-Qi. Chronische Angstzustände, körperliche und psychische Überlastung, chronische Erkrankungen (und auch deren Therapie, z. B. Strahlen- und Chemotherapie) und das Heben schwerer Gegenstände vermindern ebenfalls das Qi der Nieren. Auch übermäßiger Sport kann zu einer Verminderung des Nieren-Qi beitragen.

Die Symptome

Patienten mit einem Nieren-Qi-Mangel klagen über häufiges Urinieren, Nachtröpfeln nach dem Wasserlassen oder Enuresis. Oft scheiden sie klaren Urin aus und leiden an Inkontinenz. Da das Nieren-Qi dem Lendenwirbelsäulenbereich, den Knien und Beinen zugeordnet wird, leiden Patienten über Schwäche oder gar Schmerzen in diesem Bereich.

Weitere Symptome sind Impotenz, Spermatorrhoe und Ejaculatio praecox. Bei einem Jing-Mangel kann Eiweiß im Urin gefunden werden.

Die Patienten sind eher ängstlich.

Zunge: blass, weißer Belag
Puls: dünn *(xi)* und schwach *(ruo)*

Hauptsymptome

- Nachtröpfeln nach dem Wasserlassen
- Schwäche der Knie und Lendenwirbelsäule
- Impotenz (erektile Dysfunktion, Erektionsstörung)
- Ängstlichkeit

➡

←

Entsprechende westliche Krankheitsbilder
- Unfruchtbarkeit
- Spermatorrhoe (Samenfluss ohne geschlechtliche Erregung)
- Ejaculatio praecox (Frühzeitiger Samenerguss)
- Inkontinenz (Unfähigkeit, den Harn zu halten)

Chinesische Rezepturen
Jinsuo gujing wan
Suoquan wan

Nieren-Qi-Mangel (shenqixu) 1

Inhaltsstoffe:

Flos Hibisci / Hibiskus   8 g
Fructus Rubi idaei immaturus / Unreife Himbeeren   8 g

Wirkung:
- Tonisiert das Nieren-Qi
- Wirkt adstringierend

Indikationen:
- Inkontinenz (Unfähigkeit, den Harn zu halten)
- Nachtröpfeln nach dem Wasserlassen
- Lumboischialgie (Rückenschmerzen) im Lendenwirbelsäulenbereich
- Schwäche im Bereich der Beine, Knie und Rücken
- Spermatorrhoe (Samenfluss ohne geschlechtliche Erregung)
- Enuresis (nächtliches Wasserlassen)
- Fluor vaginalis (Scheideninfektionen mit Ausfluss)
- Profuses Schwitzen

Zunge: blass, weißer Belag
Puls: dünn *(xi)* und schwach *(ruo)*

Nieren-Qi-Mangel (shenqixu) 2

Inhaltsstoffe:

Folium Rosmarini / Rosmarin 5 g
Fructus Rubi idaei immaturus / Unreife Himbeeren 7 g
Flos Malvae / Malve 3 g
Herba Millefolii / Schafgarbe 3 g

Wirkung:
- Tonisiert das Nieren-Qi
- Wirkt adstringierend

Indikationen:
- Inkontinenz (Unfähigkeit, den Harn zu halten)
- Nachtröpfeln nach dem Wasserlassen
- Lumboischialgie (Rückenschmerzen) im Lendenwirbelsäulenbereich
- Schwäche im Bereich der Beine, Knie und Rücken
- Spermatorrhoe (Samenfluss ohne geschlechtliche Erregung)
- Profuses Schwitzen

Zunge: blass, weißer Belag
Puls: dünn *(xi)* und schwach *(ruo)*

Nieren-Yin-Mangel (shenyinxu)

Die Ursachen

Das Nieren-Yin wird geschwächt durch zu wenig Schlaf (der Schlaf zwischen 22 Uhr und 2 Uhr ist der wichtigste), durch chronische Erkrankungen, durch zu viele Samenergüsse bei Männern und zu viele Geburten bei Frauen. Fieberhafte Erkrankungen, Drogen, Alkohol und scharfe Nahrungsmittel können mit der Zeit ebenfalls zu einem Nieren-Yin-Mangel führen. Weitere Faktoren sind chronische Überarbeitung ohne entsprechende Ruhephasen, chronische Angstzustände und eine Überdosierung scharf–warmer Kräuter.

Die Symptome

Patienten mit einem Nieren-Yin-Mangel klagen über Nachtschweiß, „Hitze der Fünf Herzen" (Hand- und Fußinnenflächen sowie Brustbereich), die sich am späten Nachmittag und in der Nacht verschlimmert, sowie manchmal über subfebrile Temperatur.

Oft klagen Patienten mit Nieren-Yin-Mangel über kalte Füße tagsüber; die Hitze sammelt sich nur im Kopfbereich. Diese Hitze ist auch zu sehen: Bei der Gesichtsdiagnostik erkennt man einen Yin-Mangel an einem blassen Gesicht mit einer Rötung im Bereich der Backenknochen.

Da zu wenig Yin da ist, überwiegt der Anteil des Yang. Die daraus resultierende „Leere Hitze" führt zu Hitzewallungen, Schlafproblemen, Unruhe bzw. psychischer Erregung. Da das Yang eine aufsteigende Bewegungsrichtung aufweist, befinden sich viele Symptome im Kopfbereich: trockener Hals und Rachen, Kopfschmerzen, Tinnitus, Taubheit. Patienten mit einem Nieren-Yin-Mangel klagen über Spermatorrhoe sowie lebhafte sexuelle Phantasien und Träume.

Ein weiteres Kennzeichen sind Rückenschmerzen, die durch Bewegung (= Yang) schlechter und durch Ruhe (= Yin) besser werden.

Durch Nieren-Yin-Mangel hervorgerufene Probleme verschlimmern sich im Allgemeinen durch scharfe Nahrungsmittel, Kaffee, Schlafmangel, bei Männern durch Sex und zu harte Arbeit.

Zunge: rot, ohne Belag
Puls: oberflächlich *(fu)*, schnell *(shuo)* und leer *(xu)*

Hauptsymptome
- Rote Zunge
- Lumboischialgie (Rückenschmerzen)
- Knieschmerzen
- Nachtschweiß
- Trockener Hals
- Sexuelle Phantasien

Entsprechende westliche Krankheitsbilder
- Menopausale Beschwerden (Wechseljahrbeschwerden)
- Lumboischialgie (Rückenschmerzen)
- Insomnia (Schlaflosigkeit)
- Diabetes mellitus (Zuckerkrankheit)
- Tinnitus (Ohrensausen)
- Schwerhörigkeit
- Osteoporose (niedrige Knochendichte)
- Zahnschmerzen
- Laryngitis (Halsentzündungen)
- Hyperthyreose (Überfunktion der Schilddrüse)
- Hysterie
- Amenorrhoe (Ausbleiben der Menstruation)
- Pruritus (Juckreiz)
- Schleimhautatrophie (Trockenheit) im Bereich der Vagina
- Perniziöse Anämie (Blut-Mangel) (Vitamin-B12-Mangel)

Chinesische Rezepturen
Zuogui wan
Liuwei dihuang wan
Dabuyin wan

Nieren-Yin-Mangel (shenyinxu) 1

Inhaltsstoffe:

Strobulus Lupuli / Hopfen   7 g
Herba Alchemillae / Frauenmantel   4 g
Herba Anserinae / Gänsefingerkraut   3 g
Herba Hyperici / Johanniskraut   4 g

Wirkung:
- Tonisiert das Nieren-Yin
- Wirkt beruhigend

Indikationen:
- Erregung, Unruhe
- Nachtschweiß
- Trockener Rachen
- Insomnia (Schlaflosigkeit)
- „Die Fünf Herzen" (Handinnenflächen, Fußsohlen und Brustbereich) sind warm, speziell in der Nacht
- Lebhafte sexuelle Phantasien und Träume
- Subfebrile Temperatur
- Verschlimmerung am späten Nachmittag und in der Nacht

Zunge: rot, ohne Belag
Puls: oberflächlich *(fu)*, schnell *(shuo)* und leer *(xu)*

Nieren-Yin-Mangel (shenyinxu) 2

Inhaltsstoffe:

Herba Hyperici / Johanniskraut 6 g
Folium Melissae / Melisse 6 g
Herba Alchemillae / Frauenmantel 4 g
Herba Millefolii / Schafgarbe 4 g
Flos Trifolii pratense / Wiesenkleeblüten 4 g

Wirkung:

- Tonisiert das Nieren-Yin
- Beruhigt das Herz-Feuer

Indikationen:

- Menopausale Beschwerden (Wechseljahrbeschwerden)
- Insomnia (Schlaflosigkeit)

Zunge: rot (speziell die Zungenspitze), kein Belag
Puls: oberflächlich *(fu)*, schnell *(shuo)* und leer *(xu)*

Tipp: Dieser Tee ist für emotional empfindliche Frauen im Wechsel gedacht.

Nieren-Yin-Mangel (shenyinxu) 3

Inhaltsstoffe:

Herba Hyperici / Johanniskraut 5 g
Folium Melissae / Melissenblätter 5 g
Strobulus Lupuli / Hopfen 6 g
Flos Lavandulae / Lavendelblüten 5 g
Rhizoma Valerianae / Baldrianwurzel 6 g

Wirkung:
- Tonisiert das Nieren- und Herz-Yin
- Wirkt beruhigend und schlaffördernd

Indikationen:
- Insomnia (Schlaflosigkeit)
- Nachtschweiß
- Unruhe

Zunge: rot, ohne Belag
Puls: oberflächlich *(fu)*, schnell *(shuo)* und leer *(xu)*

Tipp: Damit dieser Tee seine Wirkung voll entfalten kann, sollte er zwei Stunden vor dem Einschlafen getrunken werden.

Nieren-Yang-Mangel (shenyangxu)

Die Ursachen
Neben einer konstitutionellen Yang-Schwäche spielt auch die Ernährung eine Rolle: vor allem zu viel Rohkost leistet einem Nieren-Yang-Mangel Vorschub. Weitere Faktoren sind Aufenthalte in feuchter, kalter Umgebung und höheres Alter. Zahlreiche Antihypertonika, Psychopharmaka und ein Übermaß an i.v. verabreichter Infusionstherapie führen ebenfalls zu den Symptomen eines Nieren-Yang-Mangels.

Die Symptome
Hauptsymptome eines Nieren-Yang-Mangels sind ein Kältegefühl im Bereich des gesamten Körpers. Während ein Patient mit einer Leber-Qi-Stagnation nur über kalte Extremitäten, Ohren und eine kalte Nasenspitze klagt, ist bei einem Nieren-Yang-Mangel der ganze Körper kalt. Vor uns steht ein klassischer Rohkostesser mit drei Wollpullovern, der ständig friert.

Die Patienten klagen über Kraftlosigkeit im Bereich der Knie und Lendenwirbelsäule, sie sind antriebslos und haben eine schwach ausgeprägte Libido. Ein chinesisches Sprichwort lautet: „Ein Mensch mit einem Yang-Mangel will und kann nicht, ein Mensch mit einem Yin-Mangel will, kann aber nicht."

Auf Grund des Yang-Mangels speichert der Körper Wasser; es können sich daher Ödeme entwickeln.

Oft müssen Patienten ein bis zwei Mal pro Nacht Wasser lassen, wobei der Urin hell, klar und geruchslos ist. Ein wichtiges Symptom bei einer Schwäche des Nieren-Yang ist Inkontinenz. Es kann aber auch nur ein Nachtröpfeln nach dem Urinieren sein.

Zunge: blass mit weißem Belag
Puls: tief *(chen)*, langsam *(chi)* und schwach *(ruo)*

Hauptsymptome
- Kältegefühl des Körpers
- Libidomangel
- Schwächegefühl

Entsprechende westliche Krankheitsbilder
- Hypothyreose (Unterfunktion der Schilddrüse)
- Impotenz (erektile Dysfunktion, Erektionsstörung), Ejakulationsstörungen
- Vertigo (Schwindel)
- Tinnitus (Ohrensausen)
- Chronische Glomerulonephritis (Entzündung des Nierengewebes)
- Hypotonie (niederer Blutdruck)
- Lumboischialgie (Rückenschmerzen)
- Gelenksbeschwerden, Rheuma
- Herzinsuffizienz (Schwäche des Herzmuskels)
- Inkontinenz (Unfähigkeit, den Harn zu halten)
- Dysurie (Schmerzen beim Wasserlassen), Anurie (Harnverhalten)
- Ödeme (Wasseransammlungen)
- Amenorrhoe (Ausbleiben der Menstruation)

Chinesische Rezepturen

Yougui wan

Jingui shenqi wan

Tusizi wan

Nieren-Yang-Mangel (shenyangxu) 1

Inhaltsstoffe:

Cortex Cinnamomi / Zimtrinde 3 g
Flos Caryophylli / Nelken 3 g
Fructus Foeniculi / Fenchelsamen 9 g
Radix Glycyrrhizae tosta / Geröstetes Süßholz 3 g
Rhizoma Zingiberis / Getrockneter Ingwer 3

Wirkung:
- Tonisiert das Nieren- und Milz-Yang

Indikationen:
- Kältegefühl im Bereich des gesamten Körpers
- Kälteaversion
- Kraftlosigkeit der Beine
- Impotenz (erektile Dysfunktion, Erektionsstörung), Libidomangel
- Hypothyreose (Unterfunktion der Schilddrüse)
- Chronische Glomerulonephritis (Entzündung des Nierengewebes)
- Hypotonie (niederer Blutdruck)

Zunge: blass mit weißem Belag
Puls: tief *(chen)*, langsam *(chi)* und schwach *(ruo)*

Tipp: Bei Neigung zu Ödemen sollten Birkenblätter oder Birkenrinde dem Tee zugefügt werden, um dadurch die Feuchtigkeitsansammlung über die Diurese auszuleiten.

Nieren-Yang-Mangel (shenyangxu) 2

Inhaltsstoffe:

Semen Anethi / Dillsamen 5 g
Fructus Foeniculi / Fenchelsamen 3 g
Semen Foenugraeci / Bockshornkleesamen 5 g
Fructus Juniperi / Wacholderbeeren 5 g
Herba Thymi / Thymian 4 g

Wirkung:

- Tonisiert das Nieren- und Milz-Yang

Indikationen:

- Kältegefühl im Bereich des gesamten Körpers
- Kälteaversion
- Kraftlosigkeit der Beine
- Impotenz (erektile Dysfunktion, Erektionsstörung), Libidomangel
- Hypothyreose (Unterfunktion der Schilddrüse)
- Reizblase
- Meteorismus (Blähungen)
- Lumboischialgie (Rückenschmerzen), die durch Bewegung, Wärmeanwendung und Massage besser werden

Zunge: blass mit weißem Belag, möglicherweise Zahnabdrücke
Puls: tief *(chen)*, langsam *(chi)* und schwach *(ruo)*

Nieren-Yang-Mangel (shenyangxu) 3

Inhaltsstoffe:

Folium Rosmarini / Rosmarin 5 g
Radix Sanguinariae / Blutwurzel 5 g
Semen Anethi / Dillsamen 5 g
Cortex Cinnamomi / Zimtrinde 3 g

Wirkung:

- Tonisiert das Nieren-Yang
- Leitet Feuchte-Kälte der Lunge aus

Indikationen:

- Kältegefühl im Bereich des gesamten Körpers
- Kraftlosigkeit der Beine
- Impotenz (erektile Dysfunktion, Erektionsstörung), Libidomangel
- Hypothyreose (Unterfunktion der Schilddrüse)
- Reizblase
- Chronische Bronchitis (Entzündung der Atemwege) mit weißem Sputum
- Meteorismus (Blähungen)
- Lumboischialgie (Rückenschmerzen), die durch Bewegung, Wärmeanwendung und Massage besser werden

Zunge: blass mit weißem Belag, möglicherweise Zahnabdrücke
Puls: tief *(chen)*, langsam *(chi)* und schwach *(ruo)*

Die Nieren nehmen das Qi nicht auf (shen bu na qi)

Die Ursachen

Ursachen sind vor allem eine konstitutionelle Schwäche des Lungen- und Nieren-Qi sowie chronische Erkrankungen und extreme körperliche Anstrengungen (Heben zu schwerer Gegenstände, sportliche Betätigungen bis zur Erschöpfung usw.)

Die Symptome

Die Symptome entsprechen einem Nieren-Yang-Mangel. Dazu gesellt sich Kurzatmigkeit, wobei vor allem das Einatmen (für das das Nieren-Qi verantwortlich ist) erschwert ist, sowie eine oberflächliche, schnelle Atmung.

Zusätzlich können Ödeme im Gesichtsbereich, Inkontinenz, Schweißausbrüche und eine Kälteabneigung bestehen.

Zunge: blass mit schwachem Tonus, feuchter, weißer Belag
Puls: tief *(chen)* und schwach *(ruo)*

Entsprechende westliche Krankheitsbilder
- Herzinsuffizienz (Schwäche des Herzmuskels)
- Chronische Glomerulonephritis (Entzündung des Nierengewebes)
- Asthma bronchiale (rezidivierend auftretende, krampfhafte Lungenerkrankung)
- Dyspnoe (Kurzatmigkeit)

Chinesische Rezepturen
Heizi wan
Shengmai san

Die Nieren nehmen das Qi nicht auf (shen bu na qi) 1

Inhaltsstoffe:
Herba Droserae / Sonnentau   5 g
Herba Thymi / Thymian   7 g
Radix Ginseng / Ginseng   4 g
Folium Plantaginis / Spitzwegerich   4 g
Flos Malvae / Malvenblüten   3 g

Wirkung:
- Hilft den Nieren, das Qi aufzunehmen

Indikationen:
- Dyspnoe (Kurzatmigkeit) (der Patient kann nur schwer einatmen, er atmet mehr aus als ein)
- Kalte Extremitäten
- Asthma bronchiale (rezidivierend auftretende, krampfhafte Lungenerkrankung)
- Profuses Schwitzen
- Ödeme (Wasseransammlungen) im Gesicht
- Chronische Glomerulonephritis (Entzündung des Nierengewebes)

Zunge: blass mit schwachem Tonus, feuchter, weißer Belag
Puls: tief *(chen)*, langsam *(chi)* und schwach *(ruo)*

Die Nieren nehmen das Qi nicht auf (shen bu na qi) 2

Inhaltsstoffe:
Fructus Anis stellati / Sternanis 5 g
Herba Thymi / Thymian 7 g
Radix Ginseng / Ginseng 4 g
Folium Plantaginis / Spitzwegerich 4 g
Radix Althaeae / Eibischwurzel 4 g
Fructus Rubi idaei immaturus / Unreife Himbeeren 4 g

Wirkung:
- Hilft den Nieren, das Qi aufzunehmen
- Stoppt Schwitzen

Indikationen:
- Dyspnoe (Kurzatmigkeit), der Patient kann nur schwer einatmen, er atmet mehr aus als ein
- Tachypnoe (oberflächliches, schnelles Atmen)
- Asthma bronchiale (rezidivierend auftretende, krampfhafte Lungenerkrankung)
- Profuses Schwitzen
- Ödeme (Wasseransammlungen) im Gesichtsbereich
- Chronische Glomerulonephritis (Entzündung des Nierengewebes)

Zunge: blass mit schwachem Tonus, feuchter, weißer Belag
Puls: tief *(chen)*, langsam *(chi)* und schwach *(ruo)*

Die Blase (pangguang)

Die Funktionen der Blase

- Die Blase scheidet die „trüben" Säfte über die Diurese aus.
- Die Blase steht mit der Niere in einer Bruder-Schwester-Beziehung. Ihre Maximalzeit liegt zwischen 15.00 und 17.00 Uhr. Damit steht die Blase in Opposition zur Lunge (3.00 bis 5.00 Uhr).
Dünndarm und Blase bilden die Taiyang-Schicht des Sechs-Schichten-Systems und damit die erste, oberflächlichste Schicht, die von einem Pathogenen Faktor angegriffen wird.

Feuchte-Hitze in der Blase (pangguang shire)

Die Ursachen

Wichtigste Ursache ist eine Invasion äußerer Feuchte-Hitze oder äußerer Feuchte-Kälte, die sekundär zu Feuchte-Hitze führt. So können zum Beispiel zu langes Sitzen auf kaltem Boden, Schwimmen, Übernachten im Freien, Spazierengehen im Regen usw. zu einer Invasion von Feuchtigkeit führen. Auch der übermäßige Genuss von fetten, scharfen Lebensmitteln kann zu Feuchte-Hitze in der Blase führen.

Eifersucht und Misstrauen sind die Emotionen, die der Feuchte-Hitze entsprechen. Beides sind Emotionen, die über eine längere Zeit bestehen. Dies gilt auch für die Feuchtigkeit. Diese ist zäh und blockiert den Qi-Fluss. So kann sich relativ schnell aus einer Feuchte-Kälte eine Feuchte-Hitze entwickeln.

Die Symptome

Häufig ist der Urin gelb und trüb: gelb wegen der Hitze und trüb wegen der Feuchtigkeit. Im Unterbauch kann ein Völle- und Druckgefühl bestehen. Auch Harndrang und Dysurie, ja, sogar Harnsteine entsprechen dieser Symptomatik.

Schmerzen im Lendenwirbelsäulenbereich und ein brennendes Gefühl im Unterbauch sind ebenfalls Symptome einer Feuchte-Hitze in der Blase.

Zunge: rot mit dickem, gelbem Zungenbelag an der Zungenwurzel
Puls: schnell *(shuo)* und gleitend *(hua)* im Unteren Erwärmer

Hauptsymptome

- Gelber, trüber Urin
- Dysurie (Schmerzen beim Wasserlassen)

➡

←

Entsprechende westliche Krankheitsbilder
- Dysurie (Schmerzen beim Wasserlassen)
- Zystitis (Blasenentzündung)
- Urolithiasis (Steine im harnableitenden System)
- Prostatitis (Entzündung der Vorsteherdrüse)

Chinesische Rezepturen
Bazheng san
Longdan xiegan tang
Daoqi san

Feuchte-Hitze in der Blase (pangguang shire) 1

Inhaltsstoffe:

Herba et Radix Taraxaci / Löwenzahnwurzel   6 g
Stigmata Maidis / Maisgriffel   10 g
Folium Uvae ursi / Bärentraubenblätter   8 g

Wirkung:
- Leitet Feuchte-Hitze der Blase aus
- Regt die Diurese an

Indikationen:
- Prostatitis (Entzündung der Vorsteherdrüse)
- Urolithiasis (Steine im harnableitenden System)
- Dysurie (Schmerzen beim Wasserlassen)
- Trüber, geruchsintensiver Urin

Zunge: klebriger, gelber Belag, speziell der Zungenwurzel
Puls: schnell *(shuo)*, gleitend *(hua)* und voll *(shi)*

Tipp: Dieser Tee ist vor allem bei Prostatitis empfehlenswert und könnte durch Goldrute ergänzt werden, speziell bei Krämpfen im Unterbauch.

Feuchte-Hitze in der Blase (pangguang shire) 2

Inhaltsstoffe:
Fructus Anis stellati / Sternanis 5 g
Herba Solidaginis virgaureae / Goldrute 8 g
Radix Glycyrrhizae tosta / Geröstetes Süßholz 2 g
Rhizoma Zingiberis / Ingwer 3 g

Wirkung:
- Leitet sekundäre Feuchte-Hitze der Blase aus, die auf Grund eines Nieren-Yang-Mangels entstanden ist.

Indikationen:
- Zystitis (Blasenentzündung)
- Chronische Reizblase
- Starker Harndrang

Zunge: blass, geschwollen, gelber Belag im Unteren Erwärmer
Puls: langsam *(chi)* und gleitend *(hua)*

Tipp: Diese Rezeptur ist für Patienten mit einem Nieren-Yang-Mangel gedacht. Die Kälte im Unteren Erwärmer (Nieren-Yang-Mangel) führt zu Feuchtigkeits-Stagnationen und diese wiederum zu Hitze. Wichtig ist die Diagnostik: Wärmende Kräuter wie Sternanis und Ingwer dürfen nur bei einem Nieren-Yang-Mangel verwendet werden: Der Patient sollte leicht frieren, ein Rohkostesser sein usw.
Typisch für diese Art der Blasenentzündung ist, dass keine Bakterien im Urin gefunden werden. Oft neigen die Patienten zu chronischen Harnwegsinfekten.

Feuchte-Hitze in der Blase (pangguang shire) 3

Inhaltsstoffe:

Herba et Radix Taraxaci / Löwenzahnwurzel 7 g
Herba Solidaginis virgaureae / Goldrute 6 g
Folium Betulae / Birkenblätter 4 g
Stigmata Maidis / Maisgriffel 5 g

Wirkung:
- Vertreibt Feuchte-Hitze in der Blase
- Leitet Feuchte-Hitze in der Leber aus

Indikationen:
- Zystitis (Blasenentzündung) mit gelbem, trüben Urin
- Prostatitis (Entzündung der Vorsteherdrüse)
- Herpes genitalis (Virusinfektion im Genitalbereich)
- Candidainfektionen im Genitalbereich

Zunge: dicker, gelber Belag im Unteren Erwärmer, rote Zunge
Puls: schnell *(shuo)*, gleitend *(hua)*, leicht saitenförmig *(xian)*

Tipp: Dieser Tee eignet sich bei Infektionserkrankungen und bei Entzündungen, die durch Alkohol, Fett und süße Nahrungsmittel ausgelöst werden. Der Tee muss so lange getrunken werden, bis der Urin wieder hell ist. (Je mehr Hitze sich im im Körper befindet, desto dunkler ist der Urin; je mehr Feuchtigkeit, desto trüber).

Bei dieser Art der Zystitis sind übrigens Antibiotika am wirksamsten, denn sie leiten Hitze aus, während sie die Feuchtigkeit normalerweise belassen. Dadurch entsteht die Abfolge Blasenentzündung – Antibiotikatherapie – Pilzinfektion. Dem könnte man mit einer Getreidekur (ohne Milchprodukte) und Feuchtigkeit ausleitenden Kräutern entgegenwirken.

Feuchte-Hitze in der Blase (pangguang shire) 4

Inhaltsstoffe:

Herba Passiflorae / Passionsblume 4 g
Herba Solidaginis virgaureae / Goldrute 7 g
Stigmata Maidis / Maisgriffel 8 g
Folium Betulae / Birkenblätter 4 g

Wirkung:
- Leitet Feuchte-Hitze der Blase aus
- Kühlt Herz-Feuer

Indikationen:
- Zystitis (Blasenentzündung)
- Hämaturie (Blut im Urin)

Zunge: rote Zungenspitze, gelber Belag im Unteren Erwärmer
Puls: schnell *(shuo)*

Tipp: Bei diese Blasenentzündung findet man Blut im Urin. Die Patienten sind gestresst und unruhig. Zeitdruck verschlimmert die Symptomatik.

Feuchte-Hitze in der Blase (pangguang shire) 5

Inhaltsstoffe:

Cortex Quercus / Eichenrinde   8 g
Herba Millefolii / Schafgarbe   8 g
Herba Equiseti / Ackerschachtelhalm   6 g
Folium Salviae / Salbei   4 g

Wirkung:
- Leitet Feuchte-Hitze des Unteren Erwärmers aus

Indikationen:
- Zystitis (Blasenentzündung) mit gelbem Urin
- Candidainfektionen
- Fluor vaginalis (Scheideninfektionen mit Ausfluss) mit gelbem, dickflüssigem Sekret
- Schleimhautdefekte im Genitalbereich

Zunge: rot mit gelbem Belag
Puls: schnell *(shuo)*, gleitend *(hua)*

Tipp: Diese Rezeptur kann getrunken werden, es können aber auch Waschungen und Sitzbäder daraus zubereitet werden.

Feuchte-Kälte in der Blase (pangguang shihan)

Die Ursachen

Ursache ist vor allem ein Milz- und Nieren-Yang-Mangel sowie das Eindringen der "Pathogenen Faktoren" Feuchtigkeit und Kälte. (Besonders empfindlich sind Frauen zur Zeit der Menstruation.)
Ein übermäßiger Genuss befeuchtender, abkühlender Nahrungsmittel wie zum Beispiel, Joghurt, Topfen, Mangos usw. spielt ebenfalls eine Rolle.

Die Symptome

Bei Feuchte-Kälte in der Blase klagen die Patienten über Völlegefühl im Unterbauch und Rückenschmerzen. Es besteht eine unzureichende Harnentleerung, die bis zur Anurie gehen kann. Außerdem leiden Patienten mit Feuchte-Kälte in der Blase oft unter chronischer Rhinitis, sie neigen zu Erkältungskrankheiten und Sinusitis (im Bereich der Anfangspunkte des Blasen-Meridians) sowie zu Kopfschmerzen im Taiyang-Gebiet. Ein dünnflüssiges, farb- und geruchloses Genitalsekret ist ebenfalls ein Hinweis auf Feuchte-Kälte in der Blase.

Zunge: blass, mit einem feuchten, weißen Zungenbelag auf der Zungenwurzel
Puls: langsam *(chi)* und gleitend *(hua)*

Hauptsymptome

- Ungenügende Urinausscheidung, Völlegefühl im Unterbauch
- Lumboischialgie (Rückenschmerzen)

Entsprechende westliche Krankheitsbilder

- Oligurie (ungenügende Urinausscheidung)
- Chronische Rhinitis (Schnupfen), Sinusitis (Entzündung der Nasennebenhöhlen)
- Hydrozele (Übermäßige Flüssigkeitsansammlung im Hodensack)

Chinesische Rezepturen

Yougui wan

Feuchte-Kälte in der Blase (pangguang shihan) 1

Inhaltsstoffe:

Radix Levistici / Liebstöckel 5 g
Fructus Juniperi / Wacholderbeeren 5 g
Cortex Cinnamomi / Zimtrinde 2 g
Radix Glycyrrhizae / Süßholz 3 g
Radix Geranii robertiani / Ruprechtskraut 5 g
Radix Salviae / Salbei 5 g

Wirkung:
- Regt die Diurese an
- Leitet Feuchte-Kälte der Blase aus
- Tonisiert das Nieren- und Milz-Yang

Indikationen:
- Ödeme (Wasseransammlungen) der Knöchel und Beine
- Verminderte Urinausscheidung eines hellen, klaren Urins
- Atonische Blase, Anurie (Harnverhalten)
- Ein Gefühl der Kälte und Schwäche im Lendenwirbelsäulenbereich
- Belastungsdyspnoe (Kurzatmigkeit)
- Meteorismus (Blähungen)
- Völlegefühl
- Diarrhoe (Durchfall) mit Resten unverdauter Nahrungsmittel im Stuhl

Zunge: blasser Zungenkörper mit weißem Belag
Puls: langsam *(chi)* und gleitend *(hua)* im Unteren Erwärmer

Feuchte-Kälte in der Blase (pangguang shihan) 2

Inhaltsstoffe:
Radix Salviae / Salbei   6 g
Radix Trilli / Waldlilie   4 g
Herba Artemisie vulgaris / Beifuß   4 g
Radix Geranii robertiani / Ruprechtskraut   5 g

Wirkung:
- Regt die Diurese an
- Leitet Feuchte-Kälte der Blase aus

Indikationen:
- Ödeme (Wasseransammlungen) der Knöchel und Beine
- Verminderte Ausscheidung eines hellen, klaren Urins
- Atonische Blase, Anurie (Harnverhalten)

Zunge: blasser Zungenkörper mit weißem Belag
Puls: langsam *(chi)* und gleitend *(hua)* im Unteren Erwärmer

DIVERSES

Bi-Syndrom

Die Ursachen

Das Bi-Syndrom entspricht Erkrankungen, die durch die äußeren Faktoren Wind, äußere Kälte und Feuchtigkeit verursacht werden. Diese dringen in das Meridiansystem ein und führen zu Obstruktionen im Muskel-, Sehnen- und Gelenksbereich. Dies geht häufig mit Schmerzen, Taubheitsgefühl, Schwellungen und Bewegungseinschränkungen einher.

Wenn die Feuchtigkeit überwiegt, beschreibt der Patient vor allem ein Schweregefühl und Schwellungen; überwiegt die Kälte, treten starke, manchmal sogar stechende Schmerzen auf. Überwiegt der Wind, dann wandert die Problematik: Einmal ist die linke Schulter, dann das rechte Knie usw. betroffen.

Chinesische Rezepturen

Chuanbi tang
Wujiapi jiu (Schnaps)
Yiyiren tang

Bi-Syndrom 1

Inhaltsstoffe:

Radix Angelicae / Engelwurz   6 g
Rhizoma Zingiberis / Frischer Ingwer   6 g
Folium Juglandis / Walnussblätter   10 g
Flos Juniperi / Wacholderblüten   4 g
Flos Arnicae / Arnikawurzel   4 g
Radix Glycyrrhizae / Süßholz   2 g

Wirkung:
– Vertreibt Wind, Kälte und Feuchtigkeit (= Bi-Syndrom) aus den Meridianen

Indikationen:
– Chronische Polyarthritis (Entzündliche Gelenkserkrankung)

Zunge: blass, geschwollen
Puls: langsam *(chi)*, gleitend *(hua)* und leicht saitenförmig *(xian)*

DIVERSES

Bi-Syndrom 2

Inhaltsstoffe:

Ramulus Cinnamomi / Zimtzweige 4 g
Folium Rosmarini / Rosmarin 5 g
Fructus Juniperi / Wacholderbeeren 6 g
Radix Angelicae / Engelwurz 6 g
Herba Chrysanthemum parthenium / Bertram 6 g

Wirkung:
- Wirkt Leber-Qi-Stagnationen entgegen
- Vertreibt Wind, Kälte und Feuchtigkeit (= Bi-Syndrom) aus den Meridianen
- Vertreibt Feuchte-Kälte aus dem Unteren Erwärmer

Indikationen:
- Chronische Polyarthritis (Entzündliche Gelenkserkrankung)
- PMS (Schmerzen vor der Menstruation)
- Uterus- und Ovarialzysten (Gebärmutter- und Eierstockzysten)
- Müdigkeit
- Appetitlosigkeit
- Lumboischialgie (Rückenschmerzen)

Zunge: blass, geschwollen, feuchter Belag an der Zungenwurzel
Puls: langsam *(chi)*, gleitend *(hua)* und leicht saitenförmig *(xian)*

Bi-Syndrom 3

Inhaltsstoffe:

Herba Origani / Oregano 5 g
Ramulus Cinnamomi / Zimtzweige 4 g
Folium Rosmarini / Rosmarin 5 g
Radix Angelicae / Engelwurz 5 g
Radix Inulae / Echter Alant 5 g

Wirkung:
– Vertreibt Wind, Kälte und Feuchtigkeit (= Bi-Syndrom)
– Tonisiert das Yang des Mittleren Erwärmers
– Senkt das Lungen-Qi ab

Indikationen:
– Müdigkeit, Kältegefühl, Schweregefühl
– Chronische Polyarthritis (Entzündliche Gelenkserkrankung)
– PMS (Schmerzen vor der Menstruation)
– Dysmenorrhoe (Schmerzen zur Zeit der Menstruation)
– Husten, chronische Bronchitis (Entzündung der Atemwege)
– Dyspnoe (Kurzatmigkeit)

Zunge: blass, geschwollen, feuchter Belag an der Zungenwurzel
Puls: langsam *(chi)*, gleitend *(hua)*

Qi-Stagnation und Blut-Stagnation (qizhi und xuezhi)

Die Ursachen
Verletzungen können zu einer Stagnation führen. Daneben werden Qi- und Blut-Stagnationen durch einen Qi- und Yang-Mangel begünstigt. Ist zu wenig Qi da, stagniert es mit der Zeit. Blut-Mangel kann zu einer Stagnation des Blutes führen, und ein Qi-Stagnation kann eine Blut-Stagnation bedingen und umgekehrt.

Weiters können Pathogene Einflüsse zu einem Qi-Stagnation führen. Auf psychischer Ebene spielen Belastungen und Schockerlebnisse eine Rolle: Grübeln verlangsamt das Qi, Feuchtigkeit blockiert das Qi.

Die Symptome
Eine Stagnation äußert sich in Form von Schmerzen. Bei einer Stagnation des Qi gehen die Schmerzen mit Schwellungen einher.

Kennzeichnend für eine Blut-Stagnation sind stechende Schmerzen. Diese sind gut lokalisierbar. („Wie wenn ein Messer stecken würde.") Die Schmerzen werden durch Druck schlimmer.

Zunge: Flecken auf der Zunge
Puls: saitenförmig *(xian)* oder rau *(se)*

Hauptsymptome
- Schmerzen

Chinesische Rezepturen
Siwu tang
Sini san
Diada wan
Xiaoyao san

Qi-Stagnation und Blut-Stagnation (qizhi und xuezhi) 1

Inhaltsstoffe:
Flos Arnicae / Arnika 10 g
Herba Hyperici / Johanniskraut 10 g
Flos Calendulae / Ringelblume 8 g
Folium Rosmarini / Rosmarin 3 g

Wirkung:
– Wirkt Qi- und Blut-Stagnation entgegen

Indikationen:
– Verletzungen wie Prellungen, Stauchungen
– Schmerzen aller Art
– Tendovaginitis (Sehnenscheidenentzündung)

Puls: saitenförmig *(xian)* oder rau *(se)*

Tipp: Diese Rezeptur kann auch äußerlich mit gutem Erfolg angewendet werden. So können sowohl Bäder als auch Umschläge gemacht werden. Bei äußerer Anwendung kann die Wirkung durch den Zusatz von Beinwell verstärkt werden.

Die Kräuter können auch in Alkohol (nicht zu hochprozentig, da sonst die Haut gereizt wird) oder in Öl angesetzt werden (das Öl sollte vor der ersten Anwendung drei Monate stehen gelassen werden). Dieses Öl kann dann bei Schmerzen, Schwellungen (sogar bei Brustknoten) fest einmassiert werden; es reicht nicht, nur die Haut zu streicheln.

Zusätzlich empfehlen sich bei akuten Verletzungen, die mit Schwellungen, Schmerzen und Rötungen einhergehen, Topfenumschläge. Wenn eine Entzündung mit Hitze im Vordergrund steht, können dem Topfen noch Mehl und Gips zu gleichen Teilen zugefügt werden. Diese Masse sollte dann über Nacht aufgelegt werden.

Noch ein Wort zu Eisbeuteln: Kälte führt zu einer Stagnation des Qi. Außerdem dringt die Kälte in die Meridiane ein und kann längerfristig zu einem Bi-Syndron führen. Eisbeutel führen zwar zu einem schnellen Erfolg, sind aber längerfristig gesehen nicht ideal. Die milde Kühle eines Topfens oder Tofu ist bedeutend besser.

Qi-Stagnation und Blut-Stagnation (qizhi und xuezhi) 2

Inhaltsstoffe:

Semen Hippocastani / Rosskastanie 8 g
Myrrha / Myrrhe 5 g
Folium Rosmarini/ Rosmarin 5 g
Flos Arnicae / Arnika 7 g
Radix Paeonia rubra / Rote Pfingstrose 7 g
Radix et Rhizoma Rhei / Rhabarberwurzel 3 g

Wirkung:
- Wirkt Qi- und Blut-Stagnation entgegen
- Klärt Blut-Hitze
- Reguliert die Menstruation
- Hilft bei der Wundheilung
- Wirkt schmerzstillend

Indikationen:
- Uterus- und Ovarialzysten (Gebärmutter- und Eierstockzysten)
- Myome (gutartige Gewächse der Gebärmutter)
- Prellungen, Schwellungen
- Varikositas (Krampfadern)
- Thrombose (Blutgerinnsel in einem Blutgefäß)
- Hyperurikämie (Gicht)
- Abszesse
- Lokale Taubheit, Parästhesien (Missempfindungen)
- Lähmungen
- TIA (Transitorische ischämische Attacken)

Zunge: rot bis zyanotisch mit Flecken
Puls: saitenförmig *(xian)* oder rau *(se)*

Blut-Hitze (xuere)

Die Ursachen
Blut-Hitze kann sich aus einem Blut-Mangel und durch emotionelle Belastungen entwickeln. Sie kann aber auch im Rahmen eines fieberhaften Infektes auftreten (in der Blut-Schicht des Vier-Schichten-Systems: *xuefen* des *wenbing*) oder durch den Genuss falscher Nahrungsmittel wie zum Beispiel Rotwein, Schalen- sowie Krustentiere und Trockenobst, das geschwefelt wurde, bedingt sein. Darüberhinaus können Drogenkonsum, aber auch Impfungen eine mögliche Ursache sein.

Die Symptome
Es kann zu Blutungen kommen: Durch die Hitze tritt das Blut aus den Gefäßen, mit der Folge, dass sich Hämorrhagien und Petechien bilden können. So können Zahnfleischblutungen, Nasenbluten, aber auch Blut im Urin Zeichen einer Blut-Hitze sein. Zusätzlich sind die meisten Patienten eher unruhig und klagen über Mundtrockenheit. Die Haut ist ebenfalls trocken, mit starkem Juckreiz und Ausschlägen.

Zunge: rot, manchmal mit roten Papillen
Puls: schnell *(shuo)* und dünn *(xi)*

Hauptsymptome
- Ausschläge, Blutungen
- Mundtrockenheit

Entsprechende westliche Krankheitsbilder
- Petechien (Punktförmige Blutungen)
- Zystitis (Blasenentzündung) mit Hämaturie (Blut im Urin)
- Neurodermitis
- Obstipation (Verstopfung)
- Epistaxis (Nasenbluten)
- Erysipel (Rotlauf), Exanthem (Ausschlag)

Chinesische Rezepturen
Xijiao dihuang tang
Qingwei baidu yin

Blut-Hitze (xuere) 1

Inhaltsstoffe:

Herba Urticae / Brennnessel 7 g
Herba Violae tricolores / Wildes Stiefmütterchen 7 g
Herba Portulacae / Portulak 5 g
Herba Agrimoniae / Odermennig 5 g
Herba Vincae (minoris) / Immergrün 5 g

Wirkung:

- Klärt Blut-Hitze
- Leitet Feuchte-Hitze in der Leber aus

Indikationen:

- Unruhe
- Hämorrhagien (Blutungen)
- Obstipation (Verstopfung)
- Ekzeme (Entzündungen der Haut)
- Exanthem (Ausschlag)
- Trockene Haut mit Juckreiz
- Petechien (punktförmige Blutungen)
- Trockener Mund

Zunge: rot, manchmal mit roten Papillen
Puls: schnell *(shuo)* und dünn *(xi)*

Blut-Hitze (xuere) 2

Inhaltsstoffe:

Herba Urticae / Brennnessel 7 g
Herba Stellaria media / Vogelmiere 3 g
Herba Violae tricolores / Wildes Stiefmütterchen 7 g
Herba Vincae (minoris) / Immergrün 6 g
Flos Rosae / Rosenblätter 5 g
Herba Agrimoniae / Odermennig 5 g

Wirkung:

- Klärt Blut-Hitze
- Wirkt Feuchte-Hitze in Leber und Blase entgegen
- Beendet durch Blut-Hitze bedingte Blutungen
- Regt die Diurese an

Indikationen:

- Unruhe
- Cholelithiasis (Gallensteine), Cholezystitis (Gallenblasenentzündung)
- Ikterus (Gelbsucht)
- Hämorrhagien (Blutungen)
- Obstipation (Verstopfung)
- Ekzeme (Entzündungen der Haut)
- Trockene Haut mit Juckreiz
- Petechien (punktförmige Blutungen)
- Trockener Mund

Zunge: rot, manchmal mit roten Papillen, dicker gelber Belag
Puls: schnell *(shuo)*

Säfte-Mangel (jinyexu)

Die Körpersäfte werden in zwei Teile – Jin und Ye – unterteilt. Jin entspricht einer eher dünnflüssigen, klaren Substanz, die mit dem Wei-Qi an der Körperoberfläche zirkuliert. Sie nährt die Haut und Muskulatur. Außerdem hilft sie, das Blut zu verdünnen. Entsprechende westliche Körperbestandteile sind: Tränen- und Speichelflüssigkeit, Schweiß und die Sekretionen der Schleimhäute.

Der Ye-Anteil ist eher trüb und dickflüssig. Er zirkuliert mit dem Nähr-Qi (Jing-Qi) im Körperinneren und versorgt Gelenke, Knochenmark, die inneren Organe und auch die Sinnesorgane. Entsprechende westliche Körperbestandteile sind: Liquor, Gelenksflüssigkeit, Gallen- und Pankreassekret.

Die Ursachen

Durch häufiges Erbrechen, Durchfall, starkes Schwitzen, aber auch durch Blutverlust kann es zu einem Säfte-Mangel kommen. Scharfe Lebensmittel, Kräuter und Alkohol verletzten ebenfalls die Jinye.

Die Symptome

Die Körperflüssigkeiten (Jinye) sind abhängig vom Zustand der Milz (diese ist für deren Bildung verantwortlich), der Lunge (diese verteilt sie), vom Zustand der Nieren (diese trennt die trüben Flüssigkeiten von den klaren: Die klaren Anteile werden zur Lunge transportiert, die trüben Anteile über die Blase ausgeschieden) und des Dreifachen Erwärmers (Sanjiao).

Bei einem Säfte-Mangel leiden die Patienten an Durst, Schluckschwierigkeiten, trockenen Schleimhäuten, trockenen Augen und trockener Haut, an Obstipation (Verstopfung), sind anfällig für Sehnenscheidenentzündungen und haben Krämpfe sowie „knirschende" Gelenke.

Zunge: rot, trocken
Puls: dünn *(xi)*

Entsprechende westliche Krankheitsbilder

- Kachexie (allgemeine Schwäche und Gewichtsverlust)
- Exsikkose (Austrocknung)
- Obstipation (Verstopfung) ➤

- Anämie (Blut-Mangel)
- Tendovaginitis (Sehnenscheidenentzündung)

Chinesische Rezepturen
Maimendong tang
Shanshen maimendong tang
Yuye tang
Qingshu yiqi tang
Zengye tang

Säfte-Mangel (jinyexu)

Inhaltsstoffe:

Fructus Rubi (fructicosi) / Unreife Brombeeren   10 g
Lichen Islandicus / Isländisches Moos   8 g
Flos Malvae / Malve   6 g
Radix Ginseng / Ginseng   3 g

Wirkung:
– Nährt die Jinye

Indikationen:
– Durst
– Schluckschwierigkeiten
– Trockene Schleimhäute, trockene Augen und Haut
– Obstipation (Verstopfung)
– Anfälligkeit für Tendovaginitis (Sehnenscheidenentzündung) und Spasmen (Krämpfe)
– „Knirschende" Gelenke

Zunge: rot, trocken
Puls: dünn *(xi)*

Tipp: Ginseng nährt die Jinye und stoppt Durst, außerdem tonisiert Ginseng Milz und Magen, das Herz-Qi und beruhigt den Geist. Aufpassen sollte man bei Patienten mit Feuchtigkeitsproblemen, da diese sonst möglicherweise unter Wasseransammlungen leiden könnten.

Differenzierung nach dem Sechs-Schichten-System

Hierbei geht es um Infektionserkrankungen. Das Standardwerk über dieses Thema, das *Shanghanlun*, wurde in der Han-Dynastie ca. 200 n. Chr. von Zhang Zhongjing verfasst. Es beschäftigt sich mit der Entwicklung von Kälte als Pathogener Faktor im Körper.

Zu den so genannten Pathogenen Faktoren zählen Wind, Kälte, Wärme, Sommerhitze, Feuchtigkeit und Trockenheit. Jeder Pathogene Faktor kann zu gewissen Symptomen führen, wenn eine Prädisposition dafür besteht. Je schwächer das Wei-Qi ist, desto leichter dringt ein Pathogener Faktor ein. Wichtig ist zu wissen, dass zwar jeder dieser sechs Faktoren in den menschlichen Körper eindringen kann, der Wind aber wie ein Bote fungiert: Er bringt uns die Kälte oder Feuchtigkeit.

Zhang Zhongjing hat sich sein Wissen aus der Not heraus angeeignet: Als er ein junger Mann war, brach eine Epidemie aus, der zahlreiche Menschen zum Opfer fielen. Dagegen versuchte er etwas zu unternehmen.

Im *Shanhanlun* werden sechs Schichten beschrieben:
1. *Taiyang*
2. *Yangming*
3. *Shaoyang*
4. *Taiyin*
5. *Shaoyin*
6. *Jueyin*

In den ersten drei Schichten befindet sich der Faktor in den Yang-Schichten des Körpers. Der Zustand ist akut, es besteht ein Überschuss an Energie. Oft fiebert der Patient. Die Therapie besteht darin, den Pathogenen Faktor zu vertreiben. Anders ist es in der vierten bis sechsten Schicht: Hierbei handelt es sich um einen chronischen Zustand, der Patient ist geschwächt. In diesem Buch werden wir uns auf die drei äußeren Schichten beschränken.

Äußere Wind-Kälte im Taiyang

Die Ursachen
Äußere Wind-Kälte ist in den Körper eingedrungen. Die Oberfläche ist blockiert, aber das Aufrechte (Zheng-Qi) stark.

Was bedeutet Äußere Wind-Kälte im Taiyang?
Taiyang (Dünndarm und Blase) entspricht der oberflächlichsten Schicht. Der Körper wurde von äußerer Wind-Kälte attackiert und reagiert mit Windempfindlichkeit, Gelenksschmerzen, speziell Nackensteifigkeit (im Nacken befinden sich die so genannten Windtore der Akupunktur: Gallenblase 20, Blase 10, Lenkergefäß 13), Kopfschmerzen, Schüttelfrost und Fieber.

Der Schüttelfrost ist laut TCM nichts anderes als ein Kampf des Pathogenen Faktors gegen das Wei-Qi.

Hier sind Wind und Kälte zwar in den Körper eingedrungen, befinden sich allerdings noch in der oberflächlichsten Schicht. Ziel der Therapie ist es, den Pathogenen Faktor wieder zu vertreiben. Dazu wird die schweißtreibende Methode verwendet. So empfiehlt Zhang Zhongjing eine Rezeptur *(Guizi tang)*, die Zimtrinde, Ingwer, Pfingstrosenwurzel, Süßholz und Datteln enthält. Die scharf-warmen Kräuter Zimtrinde und Ingwer wirken schweißtreibend. Der Patient muss schwitzen („die Poren öffnen"). Dazu soll er eine Tasse des Tees trinken und sich dann ins Bett legen. Außerdem wird empfohlen, einen Haferbrei mit Frühlingszwiebeln (wieder schweißtreibend) zu essen.

Wenn man den Tee zum richtigen Zeitpunkt, also früh genug, einnimmt, kann man einen Infekt gut behandeln. Wichtig ist, dass der Patient noch nicht schwitzt und noch keine Abneigung gegen Wärme hat. Es ist der Zeitpunkt, wo der Nacken schmerzt, man sich ein bisschen angeschlagen fühlt, der Hals sich bemerkbar zu machen beginnt ...

Zunge: dünner, weißer Belag (hier findet sich noch keine Veränderung)
Puls: oberflächlich *(fu)*, schnell *(shuo)* und saitenförmig *(xian)*

➡

Hauptsymptome
- Nackenschmerzen
- Schüttelfrost
- Abneigung gegenüber Wind

Chinesische Rezeptur
Guizi tang

Äußere Wind-Kälte im Taiyang

Inhaltsstoffe:

Ramulus Cinnamomi / Zimtrinde 6 g
Rhizoma Zingiberis / Frischer Ingwer 5 g
Radix Glycyrrhizae / Süßholz 3 g
Radix Paeonia rubra / Rote Pfingstrosenwurzel 4 g

Wirkung:
– Vertreibt äußere Wind-Kälte

Indikationen:
– Cephalea (Kopfschmerzen)
– Nackenschmerzen
– Schüttelfrost
– Abneigung gegenüber Wind

Zunge: dünner, weißer Belag (hier findet sich noch keine Veränderung)
Puls: oberflächlich *(fu)*, schnell *(shuo)* und saitenförmig *(xian)*

Yangming-Syndrom (yangming bianzheng)

Die Ursachen

Hier dringt ein äußerer Pathogener Faktor in den Körper ein. In der Tiefe trifft er auf ein starkes Aufrechtes Qi (Zheng-Qi). Dieser Prozess führt zu Hitze im Körper. Die Körpersäfte werden nach außen gedrängt, wodurch der Patient schwitzt. Bestehen Hitze und Schwitzen über einen zu langen Zeitraum, werden die Körpersäfte verletzt und es können sich Qi-Stagnationen entwickeln.

Die Symptome

Das Yangming-Syndrom ist durch die „vier Großen" *(sida)* gekennzeichnet. Es treten folgende Symptome auf:
- Starkes Gefühl der Hitze *(dare)*
- Starker Durst *(dake)*
- Starkes Schwitzen *(dahan)*
- Großer Puls *(damai)*

Es wird zwischen einem Yangming-Meridian-Syndrom und einem Yangming-Organ-Syndrom unterschieden. Bei einem Yangming-Meridian-Syndrom klagen die Patienten über eine Verschlechterung zwischen 15.00 und 19.00 Uhr, über einen trockenen Mund sowie Unruhe. Bei einem Yangming-Organ-Syndrom finden wir alle genannten Symptome und zusätzlich Schmerzen im Abdomen, Völlegefühl und möglicherweise eine Obstipation. Auf jeden Fall ist der Patient unruhig und nervös.

Zunge: roter Zungenkörper, trockener, gelber Belag
Puls: voll *(shi)*, schnell *(shuo)* und wellenartig *(hong)*

Hauptsymptome
- Starkes Gefühl der Hitze
- Starker Durst
- Starkes Schwitzen
- Wellenartiger Puls

Entsprechende westliche Krankheitsbilder
- Pneumonie (Lungenentzündung)
- Gastritis (Entzündung der Magenschleimhaut)

Chinesische Rezepturen
Baihu tang (bei einem Yangming-Meridian-Syndrom)
Dachengqi tang (bei einem Yangming-Organ-Syndrom)

Yangming-Meridian-Syndrom (yangming bianzheng)

Inhaltsstoffe:
Radix cum Herba Taraxaci / Löwenzahnwurzel und Blätter 5 g
Radix Glycyrrhizae / Süßholz 2 g
Folium Salviae / Salbeiblätter 6 g
Radix Echinaceae / Sonnenhutwurzel 4 g
Herba Violae tricolores / Stiefmütterchen 4 g

Wirkung:
- Wirkt einem Yangming-Meridian-Syndrom entgegen

Indikationen:
- Starkes Hitzegefühl
- Starker Durst mit Verlangen nach kalten Getränken
- Starkes Schwitzen
- Hohes Fieber
- Verschlechterung am Nachmittag
- Unruhe und Nervosität

Zunge: roter Zungenkörper, trockener, gelber Belag
Puls: voll *(shi)*, schnell *(shuo)* und wellenartig *(hong)*

Yangming-Organ-Syndrom (yangming bianzheng)

Inhaltsstoffe:

Radix cum Herba Taraxaci / Löwenzahnwurzel und Blätter 5 g
Radix Glycyrrhizae / Süßholz 2 g
Folium Salviae / Salbeiblätter 6 g
Radix Echinaceae / Sonnenhutwurzel 4 g
Herba Violae tricolores / Stiefmütterchen 4 g
Folium Sennae / Sennesblätter 3 g
Radix et Rhizoma Rhei / Rhabarberwurzel 4 g

Wirkung:
– Wirkt einem Yangming-Organ-Syndrom entgegen

Indikationen:
– Obstipation (Verstopfung)
– Bauchschmerzen, Völlegefühl
– Starkes Hitzegefühl
– Starker Durst mit Verlangen nach kalten Getränken
– Starkes Schwitzen
– Hohes Fieber
– Pneumonie (Lungenentzündung)
– Verschlechterung am Nachmittag
– Unruhe und Nervosität

Zunge: roter Zungenkörper, trockener, gelber Belag
Puls: voll *(shi)*, schnell *(shuo)* und wellenartig *(hong)*

Shaoyang-Syndrom (shaoyang bianzheng)

Die Ursachen
Zur Shaoyang-Schicht gehören der Dreifache Erwärmer und die Gallenblase. Ursache eines Shaoyang-Syndroms ist ein Pathogener Faktor, der zwischen innen und außen pendelt.

Die Symptome
Die Symptomatik bei einem Infekt im Shaoyang ist gekennzeichnet durch einen ständigen Wechsel. Einmal ist dem Patienten kalt und er fröstelt, kurz darauf ist ihm heiß.
Es bestehen ein Spannungsgefühl im Hypochondrium und Kopfschmerzen, speziell in der Schläfenregion (Gallenblasenmeridian).
Weitere Symptome sind Schwindel, Reizbarkeit, ein bitterer Mundgeschmack und eine trockene Kehle.

Zunge: dünner, feuchter, weißer Belag
Puls: saitenförmig *(xian)*

Hauptsymptome
- Wechsel zwischen Kälte- und Hitzegefühl
- Bitterer Mundgeschmack
- Reizbarkeit
- Cephalea (Kopfschmerzen)

Entsprechende westliche Krankheitsbilder
- Cholezystitis (Gallenblasenentzündung)
- Migräne (seitliche Kopfschmerzen)
- Hepatitis (Leberentzündung)
- Interkostalneuralgie (Entzündung der Zwischenrippengelenke)

Chinesische Rezeptur
Xiaochaihu tang

Shaoyang-Syndrom (shaoyang bianzheng)

Inhaltsstoffe:

Herba Menthae piperitae / Pfefferminze 5 g
Pericarpium Citri reticulatae / Mandarinenschalen 5 g
Radix Glycyrrhizae / Süßholz 3 g
Herba Alchemillae / Frauenmantel 3 g
Herba Millefolii / Schafgarbe 3 g

Wirkung:
- Wirkt Shaoyang-Syndromen entgegen
- Klärt Feuchte-Hitze in der Leber
- Wirkt harmonisierend

Indikationen:
- Wechsel zwischen Kälte- und Hitzegefühl
- Bitterer Mundgeschmack
- Reizbarkeit
- Migräne (seitliche Kopfschmerzen)
- Cholezystitis (Gallenblasenentzündung),
- Cholelithiasis (Gallensteine)
- Cholangitis (Entzündung der Gallengänge)
- Hepatitis (Leberentzündung)

Zunge: dünner, feuchter, weißer Belag
Puls: saitenförmig *(xian)*

Fallbeispiele

Anurie (Harnverhalten)

Eine 69-jährige Patientin kommt im Frühjahr zu mir. Das erste, was auffällt, ist, dass sie drei Paar selbst gestrickte Wollsocken angezogen hat. Sie gibt mir ihre Hand, die sich kühl anfühlt. Sie ist blass und die Haut über dem Unterkiefer eher ohne Tonus. Die Patientin erzählt folgende Geschichte:
  In den letzten drei Monaten sei sie zwei Mal wegen einer Anurie (Harnverhalten) im Spital gewesen. Dort sei sie durchuntersucht worden, mit dem Resultat, dass bis auf eine atonische Blase alles im Normbereich sei. Es war keine Zystitis feststellbar. Die Nierenwerte befinden sich im Normbereich. Als Therapie wurde sie in beiden Fällen katheterisiert und wenig später entlassen.
  Als sie zu mir kommt, klagt sie über massive Probleme beim Urinieren und über ein starkes Druckgefühl im Unterbauch.

Zunge: geschwollener, feuchter Zungenkörper mit leichten Rissen. Der Zungenkörper ist eher blass.
Puls: Im Allgemeinen langsam *(chi)* und gleitend *(hua)*, im Unteren Erwärmer leer *(xu)* und leicht rau *(se)*, im Leberbereich saitenförmig *(xian)*.

Sie berichtet zu Beginn von ihrem Ehemann, der nach einem Schlaganfall im Spital liegt. Sie macht sich große Sorgen um ihn. Sie hat zwei erwachsene Kinder. Körperlich klagt sie über Müdigkeit mit Schweregefühl. Trotz der Müdigkeit kann sie nachts phasenweise nicht gut schlafen. Manchmal tritt leichter Nachtschweiß auf.
  Zusätzlich bestehen Rückenschmerzen, die sie jedoch durch regelmäßige Gymnastik und Wolldecken um die Hüfte im Griff hat. Seit sie denken kann, hat sie unter kalten Füßen gelitten. (Bei den weiteren Terminen bringt sie immer Hausschuhe aus Wolle mit, die sie auch während der Akupunktur anlässt.) Sie hat keinen Durst, sie klagt über Appetitlosigkeit und weiche Stühle am Vormittag. Der Urin sei hell und geruchslos.

DIE DIAGNOSE

Nieren- und Milz-Yang-Mangel mit einer Feuchtigkeits-Stagnation im Unteren Erwärmer (mit einem leichten Yin-Mangel, der dem Alter der Patientin entspricht und den Nachtschweiß verursacht).

Bei einem Yang-Mangel ist der ganze Körper kalt. Interessant ist das Gesicht der Patientin: Sie ist blass (Yang-Mangel) mit leicht geröteten Wangenknochen (Yin-Mangel). Die Unterkiefer- und Wangenpartie entspricht dem Unteren Erwärmer. Hier hat sie ein schwaches Gewebe.

Auf meine Frage gibt sie eine leichte Blasensenkung seit der Geburt des zweiten Kindes an.

Der gespannte Leber-Puls ist auf die Schmerzen zurückzuführen.

DIE THERAPIE

Es soll das Nieren- und Milz-Yang tonisiert werden.

Ernährungsempfehlungen

Rohkost, Joghurt, Südfrüchte, grünen und schwarzen Tee usw. soll sie meiden. Stattdessen soll sie drei Mal täglich gekochte Speisen zu sich nehmen. Ich empfehle ihr, viele Gewürze zu verwenden und mit Rotwein zu kochen. Statt Weizen sollte sie Hafer und Buchweizen (vor dem Kochen anrösten) zu sich nehmen. Weiters sind Rindfleisch, Geflügel, Kürbis und Karotten empfehlenswert.

Eigentlich geht es bei dieser Patientin darum, die Ernährung von Rohkost auf gekochte Mahlzeiten umzustellen.

Akupunktur

Niere 7, Milz 6, Magen 36, Magen 40 – alle tonisierend genadelt *(bufa)*
Milz 9 – sedierend genadelt *(xiefa)*

Kräuter

Fructus Anisi / Anissamen   8 g
Fructus Foeniculi / Fenchel   6 g
Stigmata Maidis / Maishaar   5 g
Herba Solidaginis / Goldrute   7 g
Fructus Juniperi / Wacholderbeeren   6 g

Anmerkung

Es gibt nur wenige Fälle, bei denen zu Beginn nicht die Ursache *(ben)*, sondern die Symptome *(biao)* behandelt werden sollen. Zu diesen Fällen zählen starke Schmerzen, Insomnia, starker Juckreiz und Probleme des Verdauungstraktes. Weil die Patientin mit einem akuten Problem mit Schmerzen kommt, entschließe ich mich zu einem Kompromiss: Ich behandle die Ursache (also den Yang-Mangel) und gebe ihr zwei Kräuter, die symptomatisch wirken, also die Diurese anregen, nämlich Maisgriffel und Goldrute.

Diesen Tee soll die Patientin sieben Tage lang trinken. Bereits nach drei Tagen teilt sie mir mit, dass es ihr bedeutend besser gehe.

Husten

Die Patientin M. ist stolze sieben Jahre alt und kommt in Begleitung ihrer Mutter. Sie wirkt sehr zart und sucht immer wieder Blick- und auch Körperkontakt mit der Mutter. Erst mit der Zeit gewöhnt sie sich an die fremde Umgebung und gewinnt an Sicherheit. Das Gesicht ist auffallend blass, nur die Wangenregion ist leicht gerötet.

Zur Pulsdiagnostik wird mir ein dünnes Ärmchen entgegengestreckt: Der Puls ist dünn *(xi)*, oberflächlich *(fu)* und schnell *(shuo)*.

Die Zunge lasse ich mir noch nicht zeigen, da ich der kleinen Patientin Zeit geben möchte.

Die Mutter schildert folgende Symptome: Seit zwei Jahren leidet ihre Tochter unter einem trockenen Husten, der mehr oder weniger ohne größere Unterbrechungen besteht und immer trocken ist. Am schlimmsten ist es in der Nacht. In schlechten Zeiten entwickelt sich der Husten zu einem spastischen Reizhusten.

Die Haut ist auffallend trocken, M. hat wenig Appetit.

Ein Lungenfacharzt hat eine Tierhaar- und Hausstauballergie diagnostiziert. Wenn es der Husten nicht gerade plagt, schläft das Mädchen zwar unruhig, aber es kann durchschlafen.

In der Zwischenzeit hat die kleine Patientin mit den bereitgelegten Buntstiften zu malen begonnen. Auf meine Bitte zeigt sie mir eine schmale, dünne, rote Zunge. Der Zungenkörper ist speziell im Bereich der Lunge dünn. Auf meine Frage, was vor zwei Jahren geschehen war, antwortet mir die Mutter, dass sie sich zu dieser Zeit von ihrem Mann getrennt hat.

DIE DIAGNOSE

Eine Schwäche des Lungen-Yin. Die psychische Komponente, die das Lungen-Yin schwächt, sind Sorgen um die Zukunft und das Gefühl, nicht zu wissen, wohin man gehört.

Nebenbefunde: Nieren-Yin-Mangel sowie ein Blut-Mangel.

DIE THERAPIE

Ernährungsempfehlungen

Scharfe Lebensmittel sollten vermieden werden (dies spielt natürlich bei dieser Patientin keine Rolle).

Speziell empfehlenswert sind Mandeln, Sesam, Birnen, Milch mit Honig usw. Ein passendes Rezept, das fast kein Kind verweigert, sind gefüllte Birnen, im Backrohr zubereitet: Birnen werden mit Marzipan, Sesampaste oder Ähnlichem gefüllt, dazu wird Honig gegeben. Sie werden 30 bis 40 Minuten bei mittlerer Temperatur in einem geschlossenen Gefäß gebacken, dann ist die „Medizin" fertig.

Bei einer Schwäche des Lungen-Yin sollten Computer, Klimaanlagen, Neonlicht und Kunststoffteppiche gemieden werden. Stattdessen empfehle ich der Mutter, das Wasserelement in der Umgebung des Kindes zu stärken und eventuell ein Aquarium, einen Springbrunnen, einen Luftbefeuchter und große Pflanzen im Zimmer aufzustellen.

Wichtig ist Körperkontakt, den sie sich glücklicherweise von sich aus holt und von der Mutter auch bekommt.

Akupunktur

Akupunktur wird auf Grund des Alters der Patientin nicht praktiziert.

Kräuter

Herba Pulmonariae / Lungenkraut 7 g
Radix Althaeae / Eibischwurzel 6 g
Radix Glycyrrhizae / Süßholz 3 g
Lichen Islandicus / Isländisch Moos 7 g
Folium Malvae / Käsepappel 4 g

Diese Kräuter werden mit heißem Wasser übergossen und fünf Minuten ziehen gelassen. Zum Süßen wird Honig beigemengt.

Bereits nach zehn Tagen geht es der kleinen Patientin besser. Um das Yin weiter zu stärken, trinkt sie den Tee noch weitere sechs Wochen. Eine Kontrolle nach einem Jahr ergibt, dass die Beschwerden verschwunden sind.

Akne 1

Eine 32-jährige, große schlanke Patientin kommt wegen Problemen mit der Haut, unter denen sie seit ihrer Pubertät leidet. Bei unserem ersten Termin ist hauptsächlich das Gesicht betroffen. Sie arbeitet in der Werbebranche und ist geschminkt.

Eigentlich sei die Haut schon seit Jahren konstant schlecht. Es bestehen weder jahreszeitliche Schwankungen noch verändert sich die Haut mit dem Zyklus. Vor allem die Partie im Bereich der Nasolabialfalte und das Dekollete sind besonders stark betroffen. Da diese Regionen dem Magen und Dickdarm entsprechen, frage ich die Patientin nach ihren Ernährungsgewohnheiten und der Verdauung.

Sie berichtet, dass sie aus Zeitmangel der Ernährung keine große Bedeutung schenke, sie habe jedoch eine Vorliebe für Käse. Auf meine weiteren Fragen gibt sie an, gerne stark zu würzen. Eigentlich esse sie alles und kann auch große Mengen gut vertragen. Das Durstgefühl sei schwankend. Sie leide eher unter Obstipation, fast immer sei der Stuhl übel riechend.

Außerdem verträgt sie keine Hitze, manchmal bestehen vor der Menstruation Kopfschmerzen und Spannungen in der Brust im Sinne einer PMS, nach der Menstruation fühlt sie sich besser. Der Schlaf ist erholsam, sie nimmt zur Zeit weder die Pille noch andere Medikamente ein, raucht täglich zehn Zigaretten (als Belohnung) und trinkt zwei Kaffee am Tag.

Zunge: rot, leicht geschwollen mit einem gelben Zungenbelag.
Puls: schnell *(shuo)*, gleitend *(hua)* und leicht saitenförmig *(xian)* im Bereich der Leber (in drei Tagen wird die nächste Menstruation einsetzen)

DIE DIAGNOSE

Feuchte-Hitze im Yangming (Magen und Dickdarm) und eine leichte Leber-Qi-Stagnation.

DIE THERAPIE

Bei dieser Patientin kann man aus dem Vollen schöpfen. Es besteht kein Qi-Mangel, also wird die Feuchte-Hitze ausgeleitet.

Ernährungsempfehlungen

Käse, scharfe Gewürze und gegrillte Speisen sollte sie meiden, ebenso Wurst. Empfehlenswert wäre als Schwerpunkt Reis und gekochtes Gemüse. Da viel Hitze besteht, sind auch bittere, thermisch kalte Nahrungsmittel und Kräuter gut für sie (zum Beispiel Salate, grüner Tee, Pfefferminztee usw.). Da sie viel Fleisch isst und genug Hitze besteht, verbiete ich ihr den Kaffee nicht.

Akupunktur

Leber 3, Gallenblase 34 (drei Tage vor der Menstruation)
Dickdarm 11 – alle sedierend genadelt
Milz 6, Magen 36 – tonisierend genadelt

Kräuter

Herba Fumariae / Erdrauch 7 g
Herba Violae tricolores / Stiefmütterchen 7 g
Pericarpium Citri reticulatae / Mandarinenschalen 5 g
Herba Alchemillae / Frauenmantel 5 g
Flos Trifolii / Wiesenklee 6 g

Ich empfehle ihr, den Tee zehn Tage lang einzunehmen. Nach Ablauf dieser Tage kommt sie wieder. Die Haut ist mehr oder weniger unverändert. Der Zungenbelag ist allerdings dünner und schon weniger intensiv gelb. Sie ist weder müde noch leidet sie unter einem schlechten Appetit. Wir beschließen, die Therapie weitere zwei Wochen beizubehalten. Die Akne beginnt, leichter zu werden.

Insgesamt nimmt sie den Tee acht Wochen ein. Danach sieht die Haut „wie schon seit 15 Jahren" nicht mehr aus. Mit der Empfehlung, die letzte Woche vor der Menstruation einen Schafgarben- und Frauenmanteltee zu trinken, beenden wir die Therapie.

Akne 2

Die Patientin G. K., eine 22 Jahre alte Jusstudentin, kommt wegen Akne vulgaris zu mir. Die Hautprobleme bestehen seit zirka zwei Jahren. Warum sie plötzlich Hautprobleme bekommen hat, kann sie überhaupt nicht verstehen, vor allem, weil sie „auf ihren Körper achtet und sich doch auch gesund ernährt".

Auf meine Frage gibt sie an, seit fünf Jahren vegetarisch zu essen, und zwar vor allem ungekochte Nahrung. Als Lieblingsgericht gibt sie Mozzarella mit Tomaten an. Dazu nimmt sie Unmengen an Vitaminen ein, die sie aus Amerika bezieht. Sie macht regelmäßig Sport in einem Fitnessstudio, fühlt sich jedoch insgesamt müde. Außerdem leidet sie unter Konzentrationsproblemen. Sie hat einen niederen Blutdruck und eine Kälteaversion.

Gynäkologisch sei alles in Ordnung. Im Vorjahr habe sie eine Eierstockzyste gehabt, diese sei jedoch nach drei Zyklen wieder verschwunden. Ihre Libido ist schwach.

Sie legt einen relativ großen Wert auf ihr Äußeres und leidet unter ihrer Bindegewebsschwäche. Vor jeder Menstruation nimmt sie ein bis zwei Kilogramm zu.

Zunge: geschwollen, blass mit Zahnabdrücken. Der Zungenbelag ist dünn und weiß

Puls: langsam *(chi)*, dünn *(xi)* und gleitend *(hua)*

DIE DIAGNOSE

Milz- und Nieren-Yang-Mangel.

DIE THERAPIE

Eigentlich war keine „Therapie", sondern harte Überzeugungsarbeit notwendig, um die Patientin von der Rohkost abzubringen. Wir einigten uns zu Beginn darauf, dass sie ihr Gemüse regelmäßig kochen soll.

Kräuter

Fructus Anis stellati / Sternanis 6 g
Fructus Cardamomi / Kardamom 6 g
Pericarpium Citri reticulatae / Mandarinenschalen 6 g
Herba Fumariae / Erdrauch 3 g
Radix Glycyrrhizae / Geröstetes Süßholz 3 g

Ich verschreibe ihr absichtlich keinen Ingwer oder Zimt usw., weil ihr Körper die scharf-heißen Kräuter nicht gewöhnt ist. Das Yang soll langsam tonisiert werden.

Insgesamt zieht sich die Therapie über ein halbes Jahr hin. Mit der Zeit bekommt sie Vertrauen in die Methode. Nach einigen Monaten beginnt sie sogar Fleisch zu essen und hat ein neues Lieblingsgericht: Tafelspitz.

Prostatitis

Ein 37-jähriger Computerfachmann kommt wegen einer akuten Entzündung der Prostata zu mir. Er ist von zarter Statur und macht einen unruhigen, ängstlichen Eindruck. Er wirkt wie getrieben und kann sich auch bei den folgenden Akupunkturbehandlungen nicht entspannen.

Der Patient steht unter einem großen Leidensdruck. Er schildert massive Schmerzen im Unterbauch. Der Urologe hat eine Prostatitis festgestellt und ihm ein Antibiotikum verschrieben. Bereits zwei Mal sind bei der Untersuchung des Prostatasekretes Bakterien festgestellt worden.

Er schildert Probleme beim Harnlassen und schmerzhafte Dauererektionen, die sich nur durch ein homöopathisches Goldrutenpräparat, das er sich selber spritzt, bessern.

Vor einem Jahr hat er sich selbstständig gemacht. Auf die Frage, wann es ihm am schlechtesten geht, sagt er: „Wenn ich auf meinen Kontoauszug blicke, beginnt sich alles zu verkrampfen."

Er schwitzt in der Nacht ein bisschen, der Schlaf ist unruhig.

Er leidet unter Appetitlosigkeit, sein Stuhl ist klebrig.

Zunge: rote Zungenspitze, dicker, gelber Belag im Unteren Erwärmer
Puls: dünn *(xi)*, schnell *(shuo)* und gleitend *(hua)*

DIE DIAGNOSE

Feuchte-Hitze im Yangming (Magen und Dickdarm) und eine leichte Leber-Qi-Stagnation.

DIE THERAPIE

Ich spreche ihn auf seine derzeitige Lebenssituation an und schildere ihm die Zusammenhänge zwischen seinen Prostatabeschwerden und den Emotionen Angst, Eifersucht und Begierde. Er erzählt, im letzten Jahr ohne eine Ruhephase gearbeitet zu haben. Das „große Geld" sei leider noch nicht eingetroffen.

Ernährungsempfehlungen

Da ich ihn nicht überfordern möchte, rate ich ihm nur von fetten Milchprodukten und scharfen Gewürzen ab. Alles Weitere besprechen wir bei den nächsten Terminen.

Akupunktur

Herz 8, Milz 9, Milz 10, Leber 8 – alle sedierend
Niere 3, Milz 6, Renmai 6 – alle tonisierend

Kräuter

Wir versuchen, zu Beginn die Feuchte-Hitze auszuleiten und planen im Anschluss daran eine stärkende Rezeptur. Wir beginnen also mit folgender Rezeptur:

Herba Solidaginis / Goldrute 12 g
Radix Taraxaci / Löwenzahnwurzel 7 g
Folium Betulae / Birkenblätter 5 g
Stigmata Maidis / Maisgriffel 8 g
Folium Uvae ursi / Bärentraubenblätter 6 g

Nachdem er den Tee 14 Tage eingenommen und sich sein Zustand nicht gebessert hat, fahren wir mit einer leicht abgeänderten Rezeptur fort:

Herba Solidaginis / Goldrute 12 g
Radix Taraxaci / Löwenzahnwurzel 5 g
Folium Betulae / Birkenblätter 4 g
Stigmata Maidis / Maisgriffel 8 g
Folium Uvae ursi / Bärentraubenblätter 6 g
Fructus Cardamomi / Kardamom 4 g
Pericarpium Citri reticulatae / Mandarinenschalen 5 g
Strobulus Lupuli / Hopfen 6 g

Bei den weiteren Akupunkturterminen beginnt bei dem Patienten langsam ein Umdenkprozess, der dazu führt, dass er einen Urlaub bucht. Ich bestärke ihn in seinem Vorhaben. Als er zurückkommt (es geht ihm besser), beginnen die Beschwerden von Neuem. Nun vermindert er seinen Arbeitsumfang und fängt wieder mit einer alten Leidenschaft, dem Gitarrespielen, an. Nach vier weiteren Wochen sind die Beschwerden verschwunden. Auch sein Schlaf ist bedeutend besser. Wir vereinbaren keine weiteren Termine. Die stärkende Rezeptur wollte er nicht mehr einnehmen.

PMS (Schmerzen vor der Menstruation)

M. O., eine 34-jährige Krankenschwester, kommt wegen Schmerzen während der Menstruation. Sie klagt über Schmerzen im Unterbauch, die zwei Tage vor der Menstruation beginnen und am zweiten Tag der Menstruation langsam abnehmen. Ihr Blut beschreibt sie als stockend und dunkel. Zusätzlich klagt sie über Völlegefühl und Migräne (seitliche Kopfschmerzen) – unabhängig vom Zyklus. Nach genauerem Nachfragen stellt sich heraus, dass die Kopfschmerzen oft am Wochenende auftreten.

Unter einem Spannungsgefühl der Brust leidet sie nicht. Gynäkologisch sei alles in Ordnung. Sie nimmt keine Pille. Wenn die Menstruationschmerzen zu stark werden, nimmt sie regelmäßig Buscopan ein. Als ich den Puls taste, fallen mir ihre kalten Hände auf. Sie erzählt, dass zwar ihre Extremitäten kalt seien, sie jedoch auch unter einer Hitzeunverträglichkeit leide.

Zunge: Ränder leicht geschwollen, zyanotischer Zungenkörper mit weißem Zungenbelag.

Puls: saitenförmig *(xian)* und dünn *(xi)* im Bereich der Leber sowie rau *(se)* im Unteren Erwärmer. Auffallend ist auch ein saitenförmiger *(xian)* Puls im Bereich des Magens.

DIE DIAGNOSE

Leber-Qi-Stagnation mit einer Blut-Stagnation im Unteren Erwärmer. Nebenbefund: Die Leber (Holz) attackiert Milz und Magen (Erde).

DIE THERAPIE

Am einfachsten wäre es, sie würde sich verlieben. Da dies nicht auf Befehl geht, empfehle ich ihr, Bewegung zu machen. Körperliche und geistige Flexibilität sind die Voraussetzung für einen freien Fluss des Leber-Qi. Als besonders wirksam bei gynäkologischen Problemen hat sich Tanzen und Luna-Yoga herausgestellt.

Wir beginnen eine zyklusabhängige Therapie. Die ersten zwei Wochen nach der Menstruation gehen wir eher tonisierend vor, während wir in den Zeit vor der Menstruation sedierend therapieren.

Kräuter

So bekommt sie, da der Eisprung vor wenigen Tage stattgefunden hat, für die nächsten zehn Tage folgende Rezeptur:

Herba Millefolii / Schafgarbe   6 g
Herba Alchemillae / Frauenmantel   6 g
Fructus Anisi / Anissamen   3 g
Fructus Carvi / Kümmel   3 g
Herba Menthae piperitae / Pfefferminze   6 g

Akupunktur

Leber 3, Gallenblase 34, Renmai 4, Gallenblase 41 – sedierend

Nach der Menstruation soll sie folgende Rezeptur einnehmen:

Fructus Carvi / Kümmel   4 g
Fructus Anis stellati / Sternanis   4 g
Herba Menthae piperitae / Pfefferminze   3 g
Herba Millefolii / Schafgarbe   5 g
Radix Glycyrrhizae / Süßholz   3 g

Nach der zweiten Menstruation beginnen sich ihre Zyklusbeschwerden deutlich zu verbessern. Lediglich die Migräneanfälle an den Wochenenden bleiben bestehen. Ich empfehle ihr, vor allem am Freitag und Samstag Bewegung zu machen, um das überschüssige Yang abzubauen. Nach weiteren drei Monaten ist auch die Migräne verschwunden.

Colitis Ulcerosa

Der 27-jährige Bankangestellte G. L. kommt wegen rezidivierender Durchfälle, unter denen er seit vier Monaten leidet. Zu Beginn waren es zwei bis drei Stühle täglich, nach drei Monaten hatte er fünf wässrige Stühle mit teilweise unverdauten Nahrungsmitteln. In dieser Zeit hat er fünf Kilogramm Körpergewicht abgenommen und wiegt nun 63 Kilogramm bei einer Größe von 1,69 Meter. Zugenommen haben dafür die Hautunreinheiten im Gesichtsbereich, die eigentlich seit der Pubertät bestehen.

Er klagt über ein Müdigkeitsgefühl und massive Konzentrationsprobleme, die ihn bei der Ausübung seines Berufes hindern. Er beschreibt ein ständiges Hungergefühl, kann jedoch nur kleine Portionen essen, da er nach den Mahlzeiten unter Völlegefühl und Meteorismus (Blähungen) leidet. Auch die Müdigkeit wird nach der Nahrungsaufnahme schlimmer.

Der Durchfall ist in der Früh am stärksten. Der Stuhl ist stark übel riechend, beinhaltet teilweise unverdaute Nahrungsmittel. Nach dem Stuhlgang fühlt sich der Patient nicht erleichtert.

Eine Coloskopie hat die Diagnose Colitis ulcerosa ergeben. Wegen des Gewichtsverlustes wurde er mit Cortison anbehandelt, das in der Folge in zunehmend geringeren Dosierungen verabreicht wurde.

Zusätzlich klagt er über Zahnfleischblutungen. Eigentlich habe er sich bis vor wenigen Monaten für einen gesunden Menschen gehalten. Auf meine Frage, was sich in letzter Zeit geändert hat, beginnt er von seiner Ehefrau und seiner kleinen Tochter zu erzählen. Sie ist acht Monate alt, und es stellt sich heraus, dass er sich Sorgen macht, wie er seine Familie ernähren solle.

Zunge: roter geschwollener Zungenkörper, mit einem feuchten, gelben Belag an der Zungenwurzel.

Puls: allgemein gleitend *(hua)*, in Magenbereich oberflächlich *(fu)* und saitenförmig *(xian)*

DIE DIAGNOSE

Feuchte-Hitze im Dickdarm mit Magen-Feuer sowie ein leichter Milz-Qi und Yang-Mangel. Die Kombination eines Magen-Feuers mit Feuchtigkeit im Dickdarm ist besonders unangenehm für den Patienten. Auf der einen Seite hat er einen andauernden Heißhunger, auf der anderen Seite leidet er unter Völlegefühl.

Sorgen um die Zukunft, speziell finanzielle Sorgen, können bei entsprechender Veranlagung zu den beschriebenen Dickdarm-Problemen führen.

DIE THERAPIE

Ein wichtiger Punkt ist natürlich die Ernährung. Zu Beginn soll der junge Mann eine Basisdiät einhalten, die er, wenn sich sein Zustand stabilisiert hat, durch zusätzliche Lebensmittel ergänzt. Bei einer Verschlechterung des Gesundheitszustandes wird dann wieder ein Schritt in Richtung Basisdiät gemacht.

Diese Basisdiät besteht schwerpunktmäßig aus gekochtem Getreide, das zuvor angeröstet wurde. Für unseren Patienten empfehlen sich Reis, aber auch Hirse und Gerste. Dazu können Karotten und Kürbis versucht werden.

Bei Patienten, die so gut wie gar keine Nahrung und schon gar keine Kräuter vertragen, empfiehlt sich ein Reiscongee. Dafür wird eine Tasse Reis mit zehn Tassen Wasser bei kleiner Flamme gekocht und dieser Reisschleim dann durch ein Tuch gepresst. Allfällige Kräuter können einfach mitgekocht werden und werden dadurch auch von stark geschwächten Menschen gut vertragen. Doch so schlecht geht es unserem Patienten zum Glück nicht. Wenn sich sein Zustand stabilisiert, kann er zum Beispiel ein mageres Stück Rindfleisch versuchen. Empfehlenswert sind die herkömmlichen Küchengewürze wie Rosmarin, Thymian, Estragon usw.

Kräuter

Nach den Mahlzeiten sollte folgender Tee eingenommen werden:

Pericarpium Citri reticulatae / Mandarinenschalen   6 g
Radix Glycyrrhizae / Süßholz   3 g
Herba Menthae piperitae / Pfefferminze   4 g
Fructus Cardamomi / Kardamom   4 g
Fructus Hordei germinativus / Gekeimte Gerste   9 g

Akupunktur
   Magen 40, Milz 9 – sedierend
   Magen 36, Milz 6 – tonisierend
   Pericard 6 – neutral

Wir beginnen die Therapie parallel zum Cortison: Die ersten sechs Wochen nimmt der Patient sowohl das Cortison als auch die Kräuter ein. Er entschließt sich dann (weil die Stühle bedeutend besser wurden und er sich weniger müde fühlt), das Cortison abzusetzen, aber bereits nach einer Woche nimmt die Stuhlfrequenz abermals zu.

Wir verändern also die Rezeptur:

Pericarpium Citri reticulatae / Mandarinenschalen   9 g
Radix Glycyrrhizae / Süßholz   3 g
Herba Menthae piperitae / Pfefferminze   4 g
Fructus Cardamomi / Kardamom   4 g
Fructus Hordei germinativus / Gekeimte Gerste   12 g
Fructus Juniperi / Wacholderbeeren   5 g
Herba Millefolii / Schafgarbe   3 g

Diese Dosissteigerung bringt die erwünschte Wirkung. Dazu muss angemerkt werden, dass die Therapie so gut gegriffen hat, weil die Erkrankung noch nicht allzu lange bestanden hat.

Westliche Krankheitsbilder und deren entsprechende chinesische Syndrome

Adipositas (Übergewicht): Leber-Qi-Stagnation, Feuchte-Kälte in der Milz, Feuchte-Hitze in der Milz, Nahrungsmittel-Stagnation

Ängstlichkeit: Leber-Yang-Mangel, Herz-Yin-Mangel, Herz-Blut-Mangel, Nieren-Qi-Mangel

Alpträume: Leber-Blut-Mangel

Amenorrhoe (Ausbleiben der Menstruation): Leber-Blut-Mangel, Nieren-Yin-Mangel, Nieren-Yang-Mangel

Anämie (Blut-Mangel): Leber-Yin-Mangel, Leber-Blut-Mangel, Herz-Blut-Mangel, Feuchte-Kälte im Dickdarm, Säfte-Mangel

Anurie (Harnverhalten): Milz-Yang-Mangel, Nieren-Yang-Mangel, Feuchte-Kälte in der Blase

Aphten (Defekte der Schleimhaut): Herz-Feuer

Appetitlosigkeit: Leber-Yang-Mangel, Milz-Qi-Mangel, Milz-Yang-Mangel, Feuchte-Kälte in der Milz, Magen-Kälte, Nahrungsmittel-Stagnation, Feuchte-Hitze im Dickdarm, Feuchte-Kälte im Dickdarm, Bi-Syndrom, Taiyin-Syndrom

Arrhythmie (Herzrhythmusstörung): Herz-Yin-Mangel, Herz-Yang-Mangel, Herz-Blut-Stagnation, Herz-Blut-Mangel

Arteriosklerose: Feuchte-Hitze in der Leber, Herz-Blut-Stagnation

Asthma bronchiale (rezidivierend auftretende, krampfhafte Lungenerkrankung): Lungen-Qi-Mangel, Feuchte-Hitze in der Lunge, Säfte-Mangel im Dickdarm, Die Nieren nehmen das Qi nicht auf

Beklemmungszustände: Leber-Qi-Stagnation, Herz-Blut-Stagnation, Feuchte-Hitze in der Lunge

Blässe: Leber-Blut-Mangel, Herz-Qi-Mangel

Blaue Flecken: Die Milz kann das Blut nicht halten

Blepharitis (Lidrandentzündung): Feuchte-Hitze in der Leber

Brechreiz: Feuchte-Kälte in der Milz, Feuchte-Hitze in der Milz, Milz-Yin-Mangel, Magen-Kälte, Rebellierendes Magen-Qi, Nahrungsmittel-Stagnation, Taiyin-Syndrom, Jueyin-Syndrom

Bronchitis (Entzündung der Atemwege): Lungen-Qi-Mangel, Feuchte-Kälte in der Lunge, Feuchte-Hitze in der Lunge, Säfte-Mangel im Dickdarm

Candidainfektionen: Milz-Qi-Mangel, Feuchte-Kälte in der Milz, Feuchte-Hitze in der Milz, Feuchte-Hitze in der Blase

Cephalea (Kopfschmerzen): Feuchte-Hitze in der Leber, Aufsteigendes Leber-Yang, Feuchte-Kälte in der Milz, Feuchte-Hitze in der Milz, Magen-Feuer, Äußere Wind-Kälte im Taiyang, Shaoyang-Syndrom

- **Clusterkopfschmerzen:** Aufsteigendes Leber-Yang
- **Hinterkopfschmerzen:** Leber-Yin-Mangel
- **Migräne (seitliche Kopfschmerzen):** Feuchte-Hitze in der Leber, Leber-Qi-Stagnation, Aufsteigendes Leber-Yang, Shaoyang-Syndrom

Cholangitis (Entzündung der Gallenwege): Feuchte-Hitze in der Leber, Leber-Qi-Stagnation, Shaoyang-Syndrom

Cholezystitis (Gallenblasenentzündung): Feuchte-Hitze in der Leber, Leber-Qi-Stagnation, Feuchte-Hitze in der Milz, Shaoyang-Syndrom

Colitis (Entzündung des Darmes): Feuchte-Hitze im Dickdarm

Colon Irritable (Reizdarm): Feuchte-Kälte in der Milz, Feuchte-Hitze in der Milz, Leber-Blut-Stagnation

Depression: Feuchte-Kälte in der Milz, Feuchte-Hitze in der Milz

Dermatosen (Hauterkrankungen): Feuchte-Hitze in der Leber, Feuchte-Hitze in der Milz

Diabetes mellitus (Zuckerkrankheit): Nieren-Yin-Mangel

Diarrhoe (Durchfall): Milz-Yang-Mangel, Milz-Qi-Mangel, Feuchte-Kälte in der Milz, Feuchte-Hitze in der Milz, Magen-Kälte, Nahrungsmittel-Stagnation, Feuchte-Hitze im Dickdarm, Feuchte-Kälte im Dickdarm

Durst: Milz-Yin-Mangel, Magen-Feuer, Lungen-Yin-Mangel, Säfte-Mangel im Dickdarm, Säfte-Mangel, Yangming-Syndrom

- **Durst, ohne Verlangen zu trinken:** Feuchte-Hitze in der Milz
- **Durstlosigkeit:** Feuchte-Kälte in der Milz, Milz-Yang-Mangel, Magen-Kälte, Taiyin-Syndrom

Dysmenorrhoe (Schmerzen zur Zeit der Menstruation): Leber-Blut-Mangel, Leber-Blut-Stagnation, Leber-Qi-Stagnation

Dyspnoe (Kurzatmigkeit): Herz-Qi-Mangel, Herz-Yang-Mangel, Lungen-Qi-Mangel, Feuchte-Kälte in der Lunge, Feuchte-Hitze in der Lunge, Die Nieren nehmen das Qi nicht auf

Dysurie (Schmerzen beim Wasserlassen): Feuchte-Hitze in der Blase

Einschlafprobleme: Herz-Feuer

Ejaculatio praecox (Vorzeitiger Samenerguss): Nieren-Qi-Mangel

Enuresis (Nächtliches Wasserlassen): Nieren-Qi-Mangel

Epistaxis (Nasenbluten): Die Milz kann das Blut nicht halten, Blut-Hitze

Erschöpfungszustände: Herz-Yang-Mangel, Milz-Qi-Mangel, Lungen-Qi-Mangel, Nieren-Qi-Mangel, Nieren-Yang-Mangel

Exanthem (Ausschlag): Blut-Hitze

Exsikkose (Austrocknung): Säfte-Mangel im Dickdarm, Säfte-Mangel

Fieber am Nachmittag: Herz-Yin-Mangel, Säfte-Mangel im Dickdarm, Lungen-Yin-Mangel, Nieren-Yin-Mangel

Fingernägelbrüchigkeit: Leber-Blut-Mangel

Fluor vaginalis (Scheideninfektion mit Ausfluss): Feuchte-Hitze in der Leber, Nieren-Qi-Mangel, Feuchte-Hitze in der Blase, Feuchte-Kälte in der Blase

Gastritis (Entzündung der Magenschleimhaut): Milz-Yin-Mangel, Magen-Feuer, Magen-Kälte, Nahrungsmittel-Stagnation, Yangming-Syndrom

Globus Hystericus (Pflaumenkerngefühl): Leber-Qi-Stagnation

Glossitis (Zungenentzündung): Herz-Feuer

Glomerulonephritis (Entzündung des Nierengewebes), chronisch: Nieren-Yang-Mangel, Die Nieren nehmen das Qi nicht auf

Hämaturie (Blut im Urin): Herz-Feuer, die Milz kann das Blut nicht halten, Feuchte-Hitze in der Blase, Blut-Hitze

Hausstauballergie: Lungen-Yin-Mangel

Hauttrockenheit: Leber-Blut-Mangel, Blut-Hitze, Lungen-Yin-Mangel

Hepatitis (Leberentzündung): Feuchte-Hitze in der Leber, Shaoyang-Syndrom

Herpes labialis (Fieberblasen) und **Herpes genitalis (Virusinfektion im Genitalbereich):** Feuchte-Hitze in der Leber, Feuchte-Hitze in der Milz, Feuchte-Hitze in der Blase

Herzinsuffizienz (Schwäche des Herzmuskels): Herz-Yang-Mangel, Herz-Blut-Stagnation, Nieren-Yang-Mangel, Die Nieren nehmen das Qi nicht auf

Hitzewallungen: Leber-Yin-Mangel, Herz-Blut-Mangel, Herz-Feuer, Shaoyin-Syndrom

Hordeoleum (Gerstenkorn): Feuchte-Hitze in der Milz

Hörsturz: Aufsteigendes Leber-Yang, Nieren-Qi-Mangel

Hungergefühl: Milz-Yin-Mangel, Magen-Feuer

Husten: Feuchte-Kälte in der Lunge, Feuchte-Hitze in der Lunge

Husten, trocken: Herz-Yin-Mangel, Lungen-Yin-Mangel, Säfte-Mangel im Dickdarm

Hydrozele (übermäßige Flüssigkeitsansammlung im Hodensack): Feuchte-Kälte in der Blase

Hyperlipidämie (erhöhte Blutfettwerte): Feuchte-Hitze in der Leber, Nahrungsmittel-Stagnation

Hypermenorrhoe (zu starke Menstruation): Die Milz kann das Blut nicht halten

Hyperthyreose (Überfunktion der Schilddrüse): Herz-Yin-Mangel, Herz-Feuer, Nieren-Yin-Mangel

Hypertonie (hoher Blutdruck): Leber-Yin-Mangel, Feuchte-Hitze in der Leber, Aufsteigendes Leber-Yang, Herz-Blut-Stagnation, Herz-Feuer

Hyperurikämie (Gicht): Feuchte-Hitze in der Leber, Qi-Stagnation und Blut-Stagnation

Hypothyreose (Unterfunktion der Schilddrüse): Milz-Yang-Mangel, Feuchte-Kälte in der Milz, Feuchte-Hitze in der Milz, Magen-Kälte, Nieren-Yang-Mangel

Hypotonie (niederer Blutdruck): Leber-Yang-Mangel, Nieren-Yang-Mangel

Hysterie: Herz-Feuer, Nieren-Yin-Mangel

Impotenz (erektile Dysfunktion, Erektionsstörung): Leber-Yang-Mangel, Nieren-Qi-Mangel, Nieren-Yang-Mangel

Infektanfälligkeit: Lungen-Qi-Mangel

Inkontinenz (Unfähigkeit, den Harn zu halten): Nieren-Qi-Mangel, Nieren-Yang-Mangel

Interkostalneuralgie (Entzündung der Zwischenrippengelenke): Leber-Qi-Stagnation, Shaoyang-Syndrom

Kachexie (allgemeine Schwäche und Gewichtsverlust): Säfte-Mangel im Dickdarm, Nieren-Qi-Mangel, Säfte-Mangel

Kälteaversion: Herz-Yang-Mangel, Milz-Yang-Mangel, Feuchte-Kälte in der Milz, Magen-Kälte, Feuchte-Kälte im Dickdarm, Nieren-Yang-Mangel, Taiyin-Syndrom, Jueyin-Syndrom

KHK – Koronare-Herz-Krankheit (Durchblutungsstörungen des Herzens): Herz-Yang-Mangel, Herz-Blut-Stagnation

Konjunctivitis (Bindehautentzündung): Feuchte-Hitze in der Leber, Aufsteigendes Leber-Yang

Laryngitis (Halsentzündung): Lungen-Yin-Mangel, Nieren-Yin-Mangel

Libidomangel: Leber-Yang-Mangel, Feuchte-Kälte in der Milz, Nahrungsmittel-Stagnation, Nieren-Qi-Mangel, Nieren-Yang-Mangel

Lippenzyanose: Herz-Yang-Mangel, Herz-Blut-Stagnation

Logorrhoe (Redefluss): Herz-Feuer

Lumboischialgie (Rückenschmerzen): Magen-Feuer, Lungen-Yin-Mangel, Feuchte-Hitze im Dickdarm, Nieren-Qi-Mangel, Nieren-Yin-Mangel, Nieren-Yang-Mangel, Feuchte-Kälte in der Blase, Bi-Syndrom

Malabsorbtionssyndrom (der Verdauungstrakt kann nicht ausreichend gut resorbieren): Milz-Yang-Mangel, Feuchte-Kälte in der Milz, Feuchte-Kälte im Dickdarm

Mastitis (Brustdrüsenentzündung): Leber-Qi-Stagnation

Menopausale Beschwerden (Wechseljahrbeschwerden): Leber-Yin-Mangel, Herz-Yin-Mangel, Herz-Blut-Mangel, Herz-Feuer, Nieren-Yin-Mangel

Meteorismus (Blähungen): Leber-Qi-Stagnation, Milz-Qi-Mangel, Feuchte-Kälte in der Milz, Nahrungsmittel-Stagnation, Feuchte-Hitze im Dickdarm, Feuchte-Kälte im Dickdarm, Nieren-Yang-Mangel

Morbus Meniere (eine Kombination aus Schwindel, Hörsturz, Ohrensausen): Aufsteigendes Leber-Yang

Müdigkeit: Leber-Blut-Mangel, Herz-Qi-Mangel, Milz-Yang-Mangel, Feuchte-Kälte in der Milz, Feuchte-Hitze im Dickdarm

Mundgeruch: Nahrungsmittel-Stagnation, Feuchte Hitze

Mundgeschmack, bitterer: Shaoyang-Syndrom

Mundtrockenheit: Magen-Yin-Mangel, Magen-Feuer, Lungen-Yin-Mangel, Säfte-Mangel im Dickdarm, Blut-Hitze

Muskelatrophie: Milz-Qi-Mangel, Qi-Stagnation und Blut-Stagnation

Myome (gutartige Gewächse der Gebärmutter): Leber-Blut-Stagnation, Leber-Qi-Stagnation, Qi-Stagnation und Blut-Stagnation

Myopie (Kurzsichtigkeit): Leber-Yin-Mangel, Leber-Blut-Mangel

Nachtschweiß: Leber-Yin-Mangel, Herz-Yin-Mangel, Herz-Blut-Mangel, Herz-Feuer, Magen-Feuer, Lungen-Yin-Mangel, Säfte-Mangel im Dickdarm, Nieren-Yin-Mangel, Shaoyin-Syndrom

Nackenschmerzen: Äußere Wind-Kälte im Taiyang

Neurodermitis: Leber-Blut-Mangel, Feuchte-Hitze in der Leber, Blut-Hitze

Nykturie (nächtliches Wasserlassen): Herz-Yang-Mangel, Nieren-Yang-Mangel

Obstipation (Verstopfung): Feuchte-Hitze in der Leber, Feuchte-Hitze im Dickdarm, Säfte-Mangel im Dickdarm, Säfte-Mangel

Obstipation, atonisch: Nahrungsmittel-Stagnation, Feuchte-Kälte im Dickdarm, Blut-Hitze

Ödeme (Wasseransammlungen): Herz-Yang-Mangel, Milz-Yang-Mangel, Feuchte-Hitze in der Milz, Nieren-Yang-Mangel, die Nieren nehmen das Qi nicht auf, Feuchte-Kälte in der Blase

Ovarialzysten (Eierstockzysten): Feuchte-Kälte in der Milz

Osteoporose (niedrige Knochendichte): Nieren-Yin-Mangel

Palpitationen (Herzklopfen): Herz-Qi-Mangel, Herz-Yang-Mangel, Herz-Blut-Stagnation, Herz-Feuer, Shaoyin-Syndrom

Paradontose (Zahnfleischschwund): Herz-Feuer, Magen-Feuer

Parästhesien (Missempfindungen): Leber-Yin-Mangel, Bi-Syndrom, Qi-Stagnation und Blut-Stagnation

Panikattacken: Herz-Blut-Mangel

Perniziöse Anämie (Vitamin B 12 Mangel): Leber-Blut-Mangel, Nieren-Yin-Mangel

Petechien (punktförmige Blutungen): Die Milz kann das Blut nicht halten, Blut-Hitze

PMS (Schmerzen vor der Menstruation): Leber-Blut-Stagnation, Leber-Qi-Stagnation

Pneumonie (Lungenentzündung): Feuchte-Hitze in der Lunge, Yangming-Syndrom

Polyarthritis (Entzündliche Gelenkserkrankung): Feuchte-Hitze in der Leber, Nieren-Yang-Mangel, Bi-Syndrom

Polyurie (übermäßige Harnproduktion): Milz-Yang-Mangel, Feuchte-Kälte in der Milz, Feuchte-Kälte im Dickdarm, Nieren-Yang-Mangel

Prostatitis (Entzündung der Vorsteherdrüse): Feuchte-Hitze in der Leber, Feuchte-Hitze in der Milz, Feuchte-Hitze in der Blase

Pruritus (Juckreiz): Leber-Blut-Mangel, Nieren-Yin-Mangel

Pseudokrupp (Entzündung des Kehlkopfes): Lungen-Yin-Mangel, Säfte-Mangel im Dickdarm

Psoriasis (Schuppenflechte): Feuchte-Hitze in der Leber, Blut-Hitze

Ösophagitis (Entzündung der Speiseröhre): Rebellierendes Magen-Qi

Reizbarkeit: Leber-Qi-Stagnation, Aufsteigendes Leber-Yang, Herz-Yin-Mangel, Herz-Blut-Mangel, Herz-Feuer, Shaoyang-Syndrom

Reizblase: Milz-Yang-Mangel, Nieren-Yang-Mangel, Feuchte-Hitze in der Blase

Rhinitis (Schnupfen): Feuchte-Kälte in der Milz, Feuchte-Hitze in der Milz, Lungen-Qi-Mangel, Feuchte-Kälte in der Blase

Schläfenkopfschmerzen: Feuchte-Hitze in der Leber, Aufsteigendes Leber-Yang, Shaoyang-Syndrom

Schlafstörungen: Leber-Yin-Mangel, Herz-Yin-Mangel, Herz-Blut-Mangel, Herz-Feuer, Herz-Blut-Mangel, Magen-Feuer, Nieren-Yin-Mangel, Shaoyin-Syndrom

Schleimhautatrophie (Trockenheit) im Bereich der Vagina: Nieren-Yin-Mangel

Schmerzen: Leber-Blut-Stagnation, Bi-Syndrom, Qi-Stagnation und Blut-Stagnation

Schüttelfrost: Äußere Wind-Kälte im Taiyang

Schweregefühl: Feuchte-Kälte in der Milz, Feuchte-Hitze in der Milz, Feuchte-Hitze im Dickdarm, Bi-Syndrom

Schwerhörigkeit: Nieren-Yin-Mangel

Schwitzen, profuses: Herz-Qi-Mangel, Herz-Blut-Mangel, Lungen-Qi-Mangel, Nieren-Qi-Mangel, Die Nieren nehmen das Qi nicht auf

Sexuelle Phantasien: Nieren-Yin-Mangel

Singultus (Schluckauf): Magen-Kälte, Rebellierendes Magen-Qi

Sinusitis (Entzündung der Nasennebenhöhlen): Feuchte-Hitze in der Milz, Lungen-Qi-Mangel, Feuchte-Kälte in der Blase

Sodbrennen: Magen-Yin-Mangel, Magen-Feuer

Spasmen (Krämpfe): Leber-Blut-Mangel, Säfte-Mangel

Spermatorrhoe (Samenfluss ohne geschlechtliche Erregung): Nieren-Qi-Mangel

Stomatitis (Entzündung der Mundschleimhaut): Herz-Feuer, Magen-Yin-Mangel, Magen-Feuer

Strabismus (Schielen der Augen): Leber-Yin-Mangel

Süßverlangen: Milz-Yang-Mangel, Nahrungsmittel-Stagnation

Tendovaginitis (Sehnenscheidenentzündung): Leber-Blut-Mangel, Qi-Stagnation und Blut-Stagnation, Säfte-Mangel

Thrombose (Blutgerinnsel in einem Blutgefäß): Qi-Stagnation und Blut-Stagnation

Tics (spontane Muskelkontraktionen): Leber-Blut-Mangel

Tierhaarallergie: Lungen-Yin-Mangel

Tinnitus (Ohrensausen): Leber-Yin-Mangel, Aufsteigendes Leber-Yang, Nieren-Yin-Mangel, Nieren-Yang-Mangel

Trigeminusneuralgie (Schmerzen im Bereich eines Gesichtsnervs): Magen-Feuer

Tuberkulose: Lungen-Yin-Mangel

Ulcus ventriculi (Magengeschwür): Feuchte-Kälte in der Milz, Feuchte-Hitze in der Milz, Milz-Yin-Mangel, Magen-Feuer, Magen-Kälte

Unfruchtbarkeit: Nieren-Qi-Mangel

Unruhe: Herz-Qi-Mangel, Herz-Yin-Mangel, Herz-Blut-Mangel, Herz-Feuer, Nieren-Yin-Mangel, Blut-Hitze

Untergewicht: Milz-Yin-Mangel

Urolithiasis (Steine im harnableitenden System): Feuchte-Hitze in der Blase

Uteruszysten (Gebärmutterzysten): Leber-Yang-Mangel, Leber-Qi-Stagnation, Feuchte-Kälte in der Milz, Qi-Stagnation und Blut-Stagnation

Varikosen (Krampfadern): Milz-Qi-Mangel, Milz-Yang-Mangel, Qi-Stagnation und Blut-Stagnation

Varikozele (Erweiterung der Venen im Hodensack): Leber-Yang-Mangel

Vertigo (Schwindel): Leber-Yin-Mangel, Aufsteigendes Leber-Yang, Nieren-Yang-Mangel, Shaoyin-Syndrom,, Feuchte-Hitze in der Leber

Völlegefühl: Milz-Qi-Mangel, Feuchte-Kälte in der Milz, Feuchte-Hitze in der Milz, Nahrungsmittel-Stagnation, Feuchte-Hitze im Dickdarm, Feuchte-Kälte im Dickdarm, Taiyin-Syndrom

Windempfindlichkeit: Äußere Wind-Kälte im Taiyang

Zahnfleischbluten: Die Milz kann das Blut nicht halten, Milz-Yin-Mangel, Magen-Feuer, Blut-Hitze

Zahnschmerzen: Magen-Feuer, Nieren-Yin-Mangel

Zöliakie (Unverträglichkeit von bestimmten Weizeneiweißstoffen): Feuchte-Kälte im Dickdarm

Zystitis (Blasenentzündung): Feuchte-Hitze in der Leber, Herz-Feuer, Feuchte-Hitze in der Blase, Blut-Hitze

Verwendete Kräuter

lateinisch / deutsch / englisch

Drogenname	Deutscher Name	Englischer Name	Seite
Absinthii herba	Wermut	Absinth, Wormwood	71
Agrimoniae herba	Odermennig	Agrimony, Sticklewort	17, 35, 91, 125, 126, 179, 180
Alchemillae herba	Frauenmantel	Lady's Mantle	26, 27, 38, 40, 44, 147, 148, 193, 202, 209
Allii ursini herba	Bärlauch	Wild Garlic	28, 103
Allii sativi, bulbus	Knoblauch	Common Garlic	20
Althaeae radix	Eibisch	Marsh Mallow	24, 91, 117, 118, 125, 126, 138, 157, 200
Anethi semen	Dill	Dill	99, 153, 154
Angelicae radix	Engelwurz	Angelica	75, 83, 88, 100, 106, 135, 136, 171, 172, 173
Anisi fructus	Anissamen	Anise	19, 20, 40, 197, 209
Anis stellati fructus	Sternanis	Star Anise	70, 74, 76, 99, 135, 136, 157, 162, 204, 209
Anserinae herba	Gänsefingerkraut	Silverweed	23, 39, 95, 147
Arnicae flos	Arnika	Arnica	54, 59, 62, 65, 66, 171, 175, 177
Artemisie herba	Beifuß	Mugwort	19, 20, 78, 79, 168
Bardanae radix	Klettenwurzel	Burdock	131
Basilici herba	Basilienkraut	Basil	99
Betulae folium, cortex	Birke	Birch	30, 31, 33, 81, 88, 152, 163, 164, 206
Boraginis herba	Borretsch	Borage	51
Bursae pastoris herba	Hirtentäschel	Shepherd's Purse	26, 27, 48, 65, 114
Calami radix	Kalmus	Sweet Flag	19, 86, 88
Calendulae flos	Ringelblume	Marygold	26, 27, 32, 51, 95, 97, 108, 175
Camphora oleum	Kampferbaum	Camphor Tree	53
Cardamomi fructus	Kardamom	Cardamom	81, 82, 88, 102, 105, 106, 136, 204, 206, 211, 212

Drogenname	Deutscher Name	Englischer Name	Seite
Cardui Mariae fructus	Mariendistel	Milk Thistle	17
Carvi fructus	Kümmel	Wild Cumin	20, 40, 70, 81, 105, 135, 209
Caryophylli flos	Nelken	Clove Tree	8, 53, 54, 81, 100, 105, 106, 152
Centauri herba	Tausendgulden-kraut	Centaury	35, 86, 97
Chionanthi cortex radicis	Schneeflocken-baum	Fringe Tree	44
Chrysanthemi flos	Chrysantheme	Chrysanthemum Flower	32
Chrysanthemi Parthenii herba	Bertram	Feverfew	172
Cinnamomi ramulus, cortex	Zimtzweige, Rinde	Cinnamom	8, 74, 75, 76, 83, 92, 100, 106, 152, 154, 167, 172, 173, 187, 204
Citri reticulatae pericarpium	Mandarinen-schalen	Tangerine Peel	76, 81, 102, 105, 106, 108, 109, 123, 131, 193, 202, 204, 206, 211, 212
Convallariae herba	Maiglöckchen	Lily of the Valley	53
Crataegi fructus	Weißdorn	Common Hawthorn	50, 51, 53, 57, 62, 63, 65, 66, 108, 114
Cynosbati semen, fructus	Hagebutte	Rosehip	30, 31, 33
Droserae herba	Sonnentau	Sundew	156
Echinaceae radix	Echinacea	Cone Flower	190, 191
Equiseti herba	Ackerschachtel-halm	Shavegrass	30, 33, 65, 96, 120, 165
Eucalypti folium	Eukalyptus	Blue Gum Tree	122, 127
Euphrasia herba	Augentrost	Eye-bright	32
Foeniculi fructus	Fenchel	Common Fennel	19, 57, 58, 70, 74, 75, 76, 88, 97, 100, 108, 109, 113, 135, 136, 152, 153, 197
Foenugraeci semen	Bockshornklee-samen	Fenugreek	76, 153
Frangulae cortex	Faulbaumrinde	Alder buckthorn	35, 97, 109, 132, 136

Drogenname	Deutscher Name	Englischer Name	Seite
Fumariae herba	Erdrauch	Fumatory	34, 86, 87, 132, 202, 204
Galeopsis herba	Hohlzahn, Ockergelber	Hemp nettle	96, 120
Gentianae radix	Enzian	Gentian	34, 108
Geranii robertiani herba	Storchschnabel, Ruprechtskraut	Cranesbill	167, 168
Ginseng radix	Ginseng	Ginseng	48, 78, 113, 114, 156, 157, 183
Glycyrrhizae radix	Süßholz	Licorice, Sweet Wood	23, 24, 34, 70, 71, 74, 75, 78, 79, 81, 82, 88, 91, 94, 95, 96, 105, 106, 108, 113, 114, 117, 118, 119, 123, 152, 162, 167, 171, 185, 187, 190, 191, 193, 200, 204, 209, 211, 212
Hibisci flos	Hibiskus	Hibiscus	97, 143
Hippocastani semen, cortex	Rosskastanie	Common Horsechestnut	177
Hordei fructus germinativus	Gerste, Gekeimte	Barley Sprout	105, 106, 108, 211, 212
Hyperici herba	Johanniskraut	Saint Johnswort	39, 50, 51, 59, 63, 147, 148, 149, 175
Inulae radix	Alant, Echter	Elecampane	39, 40, 119, 122, 173
Juglandis folium, cortex, fructi	Walnuss	Walnut	19, 20, 76, 79, 87, 132, 171
Juniperi fructus, flos	Wacholder	Juniper	39, 71, 75, 153, 167, 171, 172, 197, 212
Lavandulae flos	Lavendel	Lavender	38, 126, 127, 149
Levistici radix	Liebstöckel	Lovage	34, 100, 167
Lichen Islandicus	Isländisches Moos	Iceland Moss	114, 117, 183, 200
Lini semen	Leinsamen	Linseed	24
Malvae folium, flos	Malve, Wilde (Käsepappel)	Common Mallow	118, 138, 144, 156, 183, 200
Marubii herba	Andorn	Hoarhound	40, 125
Matricariae flos	Kamille	Camomile	32, 87, 91, 94, 96, 97

VERWENDETE KRÄUTER

Drogenname	Deutscher Name	Englischer Name	Seite
Melissae folium	Melisse	Balm	43, 44, 50, 51, 59, 60, 65, 66, 87, 94, 148, 149
Menthae piperitae herba	Pfefferminze	Peppermint	35, 38, 39, 40, 57, 58, 70, 71, 82, 87, 95, 97, 108, 109, 126, 127, 131, 136, 193, 209, 211, 212
Millefolii herba	Schafgarbe	Milfoil, Squaw Vine	26, 27, 38, 39, 40, 43, 59, 63, 70, 71, 79, 86, 87, 95, 102, 108, 144, 148, 165, 193, 202, 209, 212
Myrrha	Myrrhe	Myrrh	177
Nasturtii herba	Brunnenkresse	Watercress	23, 24
Origani herba	Oregano	Wild Majoram	83, 173
Paeonia alba radix	Pfingstrose, Weiße	White Peony	43, 78, 131
Paeonia rubra radix	Pfingstrose, Rote	Red Peony	27, 177, 187
Passiflorae herba	Passionsblume	Passion Flower	43, 44, 60, 164
Petasites radix	Pestwurz	Butter Bur, Sweet Coltsfoot	20
Petroselini radix, semen	Petersilienwurzel	Parsley	20, 109
Plantaginis folium	Spitzwegerich	Lance-leaf Plantain, Ribwort	119, 120, 127, 156, 157
Portulacae herba	Portulak	Purslane	44, 179
Pulmonariae herba	Lungenkraut	Lungwort	23, 96, 117, 120, 200
Quercus cortex	Eichenrinde	Oak	79, 165
Raphani semen	Rettichsamen	Black Raddish	102, 122, 123
Rhei radix	Rhabarber	Rhubarb Root	109, 131, 135, 177, 191
Rosae flos	Rose	Rose	60, 180
Rosmarini folium	Rosmarin	Rosemary	26, 27, 48, 53, 54, 62, 63, 66, 81, 82, 83, 88, 113, 144, 154, 172, 173, 175, 177, 211
Rubi fruticosi folium fructus	Brombeere	Blackberry	113, 114, 183
Rubi Idaei fructus	Himbeere	Raspberry	143, 144, 157

Verwendete Kräuter

Drogenname	Deutscher Name	Englischer Name	Seite
Sanguinariae radix	Blutwurzel	Bloodroot	86, 119, 165, 167, 168, 190, 191
Santalignum album	Sandelholz	Sandalwood	154
Salviae radix, folium	Salbei	Sage	97
Sennae folium	Sennesblätter	Senna Leaves	97, 191
Solidaginis virgaureae herba	Goldrute	Goldenrod	31, 97, 161, 162, 163, 164, 197, 198, 205, 206
Stellaria media herba	Vogelmiere	Chickweed	17, 50, 96, 138, 180
Stigmata maidis	Maisgriffel	Indian Corn	161, 163, 164, 197, 198, 206
Strobulus Lupuli	Hopfen	Hop	50, 57, 59, 60, 62, 66, 147, 149, 206
Taraxaci herba cum radix	Löwenzahn	Dandelion	17, 24, 30, 31, 33, 34, 35, 43, 44, 109, 161, 163, 190, 191, 206
Thymi herba	Thymian	Garden Thyme	71, 99, 100, 113, 122, 123, 153, 156, 157, 211
Tiliae flos	Lindenblüten	Lime	119, 126
Trifolii pratensis flos	Wiesen-(Rot-)Klee	Red Clover	148, 202
Trilli radix	Waldlilie	Birth Root, Ground Lily	168
Tussilaginis folium, flos	Huflattich	Coltsfoot, Coughwort	119, 127, 138
Urticae herba	Brennnessel	Stinging, Great Nettle	23, 24, 30, 31, 33, 97, 132, 179, 180
Uvae ursi folium	Bärentraube	Common Bearberry	161, 206
Valerianae rhizoma	Baldrian	Valerian	38, 48, 54, 57, 63, 66, 149
Verbasci flos, folium	Kleine Königskerze	Mullein	118
Verbenae herba	Eisenkraut	Vervain	86, 87
Vincae (minoris) folium	Immergrün	Common Periwinkle	125, 179, 180
Violae tricolores herba	Stiefmütterchen	Pansy	34, 97, 125, 132, 179, 180, 190, 191, 202
Visci herba	Mistel	Mistletoe	60, 65
Zingiberis officinalis rhizoma	Ingwer	Ginger	8, 54, 74, 78, 82, 92, 99, 100, 123, 152, 162, 171, 185, 187, 204

Verwendete Kräuter

deutsch / lateinisch / englisch

Deutscher Name	Drogenname	Englischer Name	Seite
Ackerschachtelhalm	Equiseti herba	Shavegrass	30, 33, 65, 96, 120, 165
Alant, Echter	Inulae radix	Elecampane	39, 40, 119, 122, 173
Andorn	Marubii herba	Hoarhound	40, 125
Anissamen	Anisi fructus	Anise	19, 20, 40, 197, 209
Arnika	Arnicae flos	Arnica	54, 59, 62, 65, 66, 171, 175, 177
Augentrost	Euphrasia herba	Eye-bright	32
Baldrian	Valerianae rhizoma	Valerian	38, 48, 54, 57, 63, 66, 149
Bärentraube	Uvae ursi folium	Common Bearberry	161, 206
Bärlauch	Allii ursini herba	Wild Garlic	20
Basilienkraut	Basilici herba	Basil	99
Beifuß	Artemisie herba	Mugwort	19, 20, 78, 79, 168
Bertram	Chrysanthemi Parthenii herba	Feverfew	172
Birke	Betulae folium, cortex	Birch	30, 31, 33, 81, 88, 152, 163, 164, 206
Blutwurzel	Sanguinariae radix	Bloodroot	154
Bockshornkleesamen	Foenugraeci semen	Fenugreek	76, 153
Borretsch	Boraginis herba	Borage	51
Brennnessel	Urticae herba	Stinging, Great Nettle	23, 24, 30, 31, 33, 97, 132, 179, 180
Brombeere	Rubi fruticosi folium, fructus	Blackberry	113, 114, 183
Brunnenkresse	Nasturtii herba	Watercress	23, 24
Chrysantheme	Chrysanthemi flos	Chrysanthemum Flower	32
Dill	Anethi semen	Dill	99, 153, 154
Echinacea	Echinaceae radix	Cone Flower	190, 191

Verwendete Kräuter

Deutscher Name	Drogenname	Englischer Name	Seite
Eibisch	Althaeae radix	Marsh Mallow	24, 91, 117, 118, 125, 126, 138, 157, 200
Eichenrinde	Quercus cortex	Oak	79, 165
Eisenkraut	Verbenae herba	Vervain	86, 87
Engelwurz	Angelicae radix	Angelica	75, 83, 88, 100, 106, 135, 136, 171, 172, 173
Enzian	Gentianae radix	Gentian	34, 108
Erdrauch	Fumariae herba	Fumatory	34, 86, 87, 132, 202, 204
Eukalyptus	Eucalypti folium	Blue Gum Tree	122, 127
Faulbaumrinde	Frangulae cortex	Alder buckthorn	35, 97, 109, 132, 136
Fenchel	Foeniculi fructus	Common Fennel	19, 57, 58, 70, 74, 75, 76, 88, 97, 100, 108, 109, 113, 135, 136, 152, 153, 197
Frauenmantel	Alchemillae herba	Lady's Mantle	26, 27, 38, 40, 44, 147, 148, 193, 202, 209
Gänsefingerkraut	Anserinae herba	Silverweed	23, 39, 95, 147
Gerste, Gekeimte	Hordei fructus germinativus	Barley Sprout	105, 106, 108, 211, 212
Ginseng	Ginseng radix	Ginseng	48, 78, 113, 114, 156, 157, 183
Goldrute	Solidaginis virgaureae herba	Goldenrod	31, 97, 161, 162, 163, 164, 197, 198, 205, 206
Hagebutte	Cynosbati semen, fructus	Rosehip	30, 31, 33
Hibiskus	Hibisci flos	Hibiscus	97, 143
Himbeere	Rubi Idaei fructus	Raspberry	143, 144, 157
Hirtentäschel	Bursae pastoris herba	Shepherd's Purse	26, 27, 48, 65, 114
Hohlzahn, Ockergelber	Galeopsis herba	Hemp nettle	96, 120
Hopfen	Strobulus Lupuli	Hop	50, 57, 59, 60, 62, 66, 147, 149, 206
Huflattich	Tussilaginis folium, flos	Coltsfoot, Coughwort	119, 127, 138
Immergrün	Vincae (minoris) folium	Common Periwinkle	125, 179, 180

Verwendete Kräuter

Deutscher Name	Drogenname	Englischer Name	Seite
Ingwer	Zingiberis officinalis	Ginger	8, 54, 74, 78, 82, 92, 99, 100, 123, 152, 162, 171, 185, 187, 204
Isländisches Moos	Lichen Islandicus	Iceland Moss	114, 117, 183, 200
Johanniskraut	Hyperici herba	Saint Johnswort	39, 50, 51, 59, 63, 147, 148, 149, 175
Kalmus	Calami radix	Sweet Flag	19, 86, 88
Kamille	Matricariae flos	Camomile	32, 87, 91, 94, 96, 97
Kampferbaum	Camphora oleum	Camphor Tree	53
Kardamom	Cardamomi fructus	Cardamom	81, 82, 88, 102, 105, 106, 136, 204, 206, 211, 212
Klettenwurzel	Bardanae radix	Burdock	131
Knoblauch	Allii sativi, bulbus	Common Garlic	28, 103
Königskerze, Kleine	Verbasci flos, folium	Mullein	118
Kümmel	Carvi fructus	Wild Cumin	20, 40, 70, 81, 105, 135, 209
Lavendel	Lavandulae flos	Lavender	38, 126, 127, 149
Leinsamen	Lini semen	Linseed	24
Liebstöckel	Levistici radix	Lovage	34, 100, 167
Lindenblüten	Tiliae flos	Lime	119, 126
Löwenzahn	Taraxaci herba, radix	Dandelion	17, 24, 30, 31, 33, 34, 35, 43, 44, 109, 161, 163, 190, 191, 206
Lungenkraut	Pulmonariae herba	Lungwort	23, 96, 117, 120, 200
Maiglöckchen	Convallariae herba	Lily of the Valley	53
Maisgriffel	Stigmata maidis	Indian Corn	161, 163, 164, 197, 198, 206
Malve, Wilde (Käsepappel)	Malvae folium, flos	Common Mallow	118, 138, 144, 156, 183, 200
Mandarinenschalen	Citri reticulatae pericarpium	Tangerine Peel	76, 81, 102, 105, 106, 108, 109, 123, 131, 135, 193, 202, 204, 206, 211, 212
Mariendistel	Cardui Mariae fructus	Milk Thistle	17
Melisse	Melissae folium	Balm	43, 44, 50, 51, 59, 60, 65, 66, 87, 94, 148, 149

Verwendete Kräuter

Deutscher Name	Drogenname	Englischer Name	Seite
Mistel	Visci herba	Mistletoe	60, 65
Myrrhe	Myrrha	Myrrh	177
Nelken	Caryophylli flos	Clove Tree	8, 53, 54, 81, 100, 105, 106, 152
Odermennig	Agrimoniae herba	Agrimony, Sticklewort	17, 35, 91, 125, 126, 179, 180
Oregano	Origani herba	Wild Majoram	83, 173
Passionsblume	Passiflorae herba	Passion Flower	43, 44, 60, 164
Pestwurz	Petasites radix	Butter Bur, Sweet Coltsfoot	20
Petersilienwurzel	Petroselini radix, semen	Parsley	20, 109
Pfefferminze	Menthae piperitae herba	Peppermint	35, 38, 39, 40, 57, 58, 70, 71, 82, 87, 95, 97, 108, 109, 126, 127, 131, 136, 193, 202, 209, 211, 212
Pfingstrose, Rote	Paeonia rubra radix	Red Peony	27, 177, 187
Pfingstrose, Weiße	Paeonia alba radix	White Peony	43, 78, 131
Portulak	Portulacae herba	Purslane	44, 179
Rettichsamen	Raphani semen	Black Raddish	102, 122, 123
Rhabarber	Rhei radix	Rhubarb Root	109, 131, 135, 177, 191
Ringelblume	Calendulae flos	Marygold	26, 27, 32, 51, 95, 97, 108, 175
Rose	Rosae flos	Rose	60, 180
Rosmarin	Rosmarini folium	Rosemary	26, 27, 48, 53, 54, 62, 63, 66, 81, 82, 83, 88, 113, 144, 154, 172, 173, 175, 177, 211
Rosskastanie	Hippocastani semen, cortex	Common Horsechestnut	177
Salbei	Salviae radix, folium	Sage	86, 119, 165, 167, 168, 190, 191
Sandelholz	Santalignum album	Sandalwood	97
Schafgarbe	Millefolii herba	Milfoil, Squaw Vine	26, 27, 38, 39, 40, 43, 59, 63, 70, 71, 79, 86, 87, 95, 102, 108, 144, 148, 165, 193, 202, 209, 212

Verwendete Kräuter

Deutscher Name	Drogenname	Englischer Name	Seite
Schneeflockenbaum	Chionanthi cortex radicis	Fringe Tree	44
Sennesblätter	Sennae folium	Senna Leaves	97, 191
Sonnentau	Droserae herba	Sundew	156
Spitzwegerich	Plantaginis folium	Lance-leaf Plantain, Ribwort	119, 120, 127, 156, 157
Sternanis	Anis stellati fructus	Star Anise	70, 74, 76, 99, 135, 136, 157, 162, 204, 209
Stiefmütterchen	Violae tricolores herba	Pansy	34, 97, 125, 132, 179, 180, 190, 191, 202
Storchschnabel, Ruprechtskraut	Geranii robertiani herba	Cranesbill	167, 168
Süßholz	Glycyrrhizae radix	Licorice, Sweet Wood	23, 24, 34, 70, 71, 74, 75, 78, 79, 81, 82, 88, 91, 94, 95, 96, 105, 106, 108, 113, 114, 117, 118, 119, 123, 152, 162, 167, 171, 185, 187, 190, 191, 193, 200, 204, 209, 211, 212
Tausendguldenkraut	Centauri herba	Centaury	35, 86, 97
Thymian	Thymi herba	Garden Thyme	71, 99, 100, 113, 122, 123, 153, 156, 157, 211
Vogelmiere	Stellaria media herba	Chickweed	17, 50, 96, 138, 180
Wacholder	Juniperi fructus, flos	Juniper	39, 71, 75, 153, 167, 171, 172, 197, 212
Waldlilie	Trilli radix	Birth Root, Ground Lily	168
Walnuss	Juglandis folium, cortex, fructi	Walnut	19, 20, 76, 79, 87, 132, 171
Weißdorn	Crataegi fructus	Common Hawthorn	50, 51, 53, 57, 62, 63, 65, 66, 108, 114
Wermut	Absinthii herba	Absinth, Wormwood	71
Wiesen-(Rot-)Klee	Trifolii pratensis flos	Red Clover	148, 202
Zimtzweige, -rinde	Cinnamomi ramulus, cortex	Cinnamom	8, 74, 75, 76, 83, 92, 100, 106, 152, 154, 167, 172, 173, 185, 187, 204

Index

Abneigung
- gegenüber fetten Nahrungsmitteln 84, 86, 87
- gegenüber Wind 186, 187

Abszess 34, 177

Adipositas (Übergewicht) 40, 80, 81, 83, 88, 103, 108, 214

Allergie
- Tierhaar- und Hausstaub- 116, 117, 118, 120, 199, 217, 222

Alpträume 21, 23, 214

Amenorrhoe (Ausbleiben der Menstruationsblutung) 21, 22, 24, 139, 146, 151, 214

Anämie (Blut-Mangel) 16, 21, 22, 61, 67, 133, 134, 146, 182, 214, 220

Ängstlichkeit 20, 57, 60, 61, 62, 63, 141, 214

Angstzustände 49, 50, 51, 55, 61, 141, 145

Antriebslosigkeit 47, 74, 75, 76, 129

Anurie (Harnverhalten) 75, 76, 151, 166, 167, 168, 196, 214

Aphten (Defekte der Schleimhaut) 214
- im Genitalbereich 165
- im Mundbereich 55, 59

Appetitlosigkeit 19, 20, 28, 69, 70, 71, 73, 80, 98, 99, 100, 103, 105, 106, 108, 135, 136, 172, 196, 205, 214

Arrhythmie (Herzrhythmusstörung) 49, 52, 61, 62, 64, 65, 214

Arteriosklerose 28, 30, 33, 34, 35, 64, 65, 214

Asthma bronchiale (rezidivierend auftretende, krampfhafte Lungenerkrankung) 112, 113, 124, 138, 155, 156, 157, 214

Augen, gerötete 41

Ausfluss 28, 80
- gelblicher, geruchsintensiver 28, 29
- Scheideninfektionen mit - 29, 143, 165, 216

Beine, Kraftlosigkeit der - 152, 153, 154

Beklemmungszustände 214

Blässe 21, 23, 24, 48, 214

Blepharitis (Lidrandentzündungen) 32, 214

Brechreiz 83, 86, 87, 89, 101, 102, 103, 121, 215

Bronchitis (Entzündung der Atemwege) 112, 113, 117, 118, 119, 121, 122, 123, 124, 125, 126, 127, 138, 154, 173, 215

Candidainfektionen 165, 215
- des Darmes 69, 80, 83
- des Darmes oder der Genitalregion 85
- im Genitalbereich 163

Cephalea (Kopfschmerzen) 15, 17, 28, 29, 36, 38, 80, 86, 87, 93, 145, 185, 187, 192, 201, 208, 215
- am Hinterkopf 15, 215
- Clusterkopfschmerz (anfallsartige Kopfschmerzen) 42
- im Schläfenbereich 13, 192, 221

- im Stirnbereich 92
- im Taiyang-Gebiet 166
- im Vertexbereich 14
- intensive 41
- Migräne (seitliche Kopfschmerzen) 30, 37, 39, 42, 43, 44, 192, 193, 208
- starke, pochende 41

Cholangitis (Entzündung der Gallengänge) 193, 215

Cholelithiasis (Gallensteine) 29, 35, 37, 180, 193

Cholezystitis (Gallenblasenentzündung) 28, 29, 35, 37, 85, 180, 192, 193, 215

Colitis (Entzündung des Darmes) 69, 73, 85, 210, 215

Colon irritable (Reizdarm) 25, 26, 27, 215

Depression 80, 83, 215

Dermatosen (Hauterkrankungen) 28, 29, 30, 84, 97, 215

Diabetes mellitus (Zuckerkrankheit) 146, 215

Diarrhoe (Durchfall) 69, 72, 73, 80, 85, 98, 100, 104, 129, 131, 132, 133, 134, 135, 136, 167, 181, 210, 215

Druckgefühl
- am Thorax (Brustkorb) 95, 106, 121, 122, 123, 124, 125, 126, 127
- im Unterbauch 159, 196
- in der Magenregion 69, 90, 105, 109

Durst 55, 84, 90, 91, 94, 96, 117, 118, 181, 183, 215, 216
- aber kein Bedürfnis, zu trinken 84, 86, 87
- losigkeit 99, 106, 196, 216

- starker - 137, 188, 190, 191

Durstlosigkeit 216

Dysmenorrhoe (Schmerzen zur Zeit der Monatsblutung) 23, 24, 25, 26, 27, 36, 37, 39, 40, 173, 216

Dyspnoe (Kurzatmigkeit) 14, 47, 48, 52, 53, 112, 113, 114, 121, 122, 123, 124, 125, 126, 127, 155, 156, 157, 167, 173, 216

Dysurie (Schmerzen beim Wasserlassen) 151, 159, 160, 161, 216

Ejaculatio praecox (Frühzeitiger Samenerguss) 141, 142, 216

Enuresis (nächtliches Wasserlassen) 141, 143, 216

Epistaxis (Nasenbluten) 78, 178, 216

Erbrechen 89, 90, 98, 99, 100, 101, 102, 104, 181

Erschöpfungszustände 47, 53, 54, 61, 216

Erysipel (Rotlauf) 178

Exanthem (Ausschlag) 178, 179, 216

Exsikkose (Austrocknung) 137, 181, 216

Extremitäten 67
- kalte 36, 52, 53, 54, 64, 80, 84, 106, 150, 156, 208
- Missempfindungen der - 15
- Spastik der - 23, 24

Fieber 124, 137, 185
- am Abend 138
- am Nachmittag 51, 216
- hohes 190, 191

Fingernägel
- brüchige 21, 23, 24, 77, 216

- weiche 14
Flecken, blaue 214
- Neigung zu - 67, 77, 78, 79
Fluor vaginalis 29, 143, 165, 216

Gastritis (Entzündung der Magenschleimhaut) 90, 91, 93, 94, 95, 97, 98, 104, 189, 216
Gastroptose (Magensenkung) 101
Gelenke
- Entzündungen 34
- knirschende - 181, 183
- Schmerzen 185
Globusgefühl 37
Glomerulonephritis (Entzündung des Nierengewebes) 151, 152, 155, 156, 157, 216, 217, 234
Glossitis (Entzündungen der Zunge) 55, 216

Hals, trockener 146
Hämaturie (Blut im Urin) 55, 77, 164, 178, 217
Hämorrhagien (Blutungen) 178, 179, 180
Harndrang 159, 162
Haut, Entzündungen der - 34, 86, 87, 132, 179, 180
Haut, trockene 21, 23, 179, 180, 217
Hepatitis (Leberentzündung) 28, 29, 192, 193, 217
Herpes genitalis (Virusinfektion im Genitalbereich) 29, 31, 35, 85, 163, 217
Herpes labialis (Fieberblasen) 28, 29, 30, 85, 217
Herzinsuffizienz (Schwäche des Herzmuskels) 47, 52, 64, 151, 155, 217
Herzsyndrom, Funktionelles 47
Hitzegefühl 41, 43, 44, 49, 190, 191, 192, 193
Hitzewallungen 15, 17, 45, 57, 63, 145, 217
Hordeolum (Gerstenkorn) 85, 217
Hörsturz 41, 42, 43, 44, 217, 219
Hungergefühl 90, 91, 210, 217
Husten 199, 217
- andauernder 112
- chronischer, mit gelbem Sputum 124, 125, 126, 127
- kraftloser 112
- mit weißem, leicht lösbarem Sputum 122, 123
- mit weissem Sputum 121
- starker 119
- trockener 51, 115, 117, 118, 120, 121, 138, 217
Hydrozele (übermäßige Flüssigkeitsansammlung im Hodensack) 217
Hypercholesterinämie und Hypertriglyceridämie ((erhöhte Blutfettwerte) 29, 30, 33, 34, 35, 108
Hyperlipidämie (erhöhte Blutfettwerte) 217
Hypermenorrhoe (zu starke Menstruation) 77, 78, 79, 217
Hyperthyreose (Überfunktion der Schilddrüse) 49, 55, 146, 217
Hypertonie (hoher Blutdruck) 16, 29, 30, 33, 34, 35, 41, 43, 44, 59, 65, 217
Hyperurikämie (Gicht) 34, 177, 217, 218, 234

Hypothyreose (Unterfunktion der Schilddrüse) 74, 75, 76, 81, 82, 88, 99, 151, 152, 153, 154, 218
Hypotonie (niederer Blutdruck) 18, 19, 20, 151, 152, 218
Hysterie 46, 146, 218

Ikterus (Gelbsucht) 180
Impotenz (Unfruchtbarkeit) 18, 19, 20, 141, 151, 152, 153, 154, 218
Infektionserkrankungen, Anfälligkeit für 112, 218
Inkontinenz (Unfähigkeit, den Harn zu halten) 139, 141, 142, 143, 144, 150, 151, 218
Insomnia (Schlaflosigkeit) 15, 17, 41, 43, 44, 49, 50, 51, 55, 57, 59, 60, 62, 96, 146, 147, 148, 149, 198
Interkostalneuralgie 37, 38, 192, 218

Kachexie (allgemeine Schwäche und Gewichtsverlust) 116, 137, 181, 218, 235
Kälte- und Hitzegefühl, Wechsel zwischen 192, 193
Kälteaversion 52, 53, 54, 72, 152, 153, 203, 218
Kältegefühl 75, 83, 98, 99, 103, 106, 135, 136, 173
 - im Bereich des gesamten Körpers 150, 151, 152, 153, 154
 - in den Genitalien 18, 19, 20
 - in der Magengegend 100
KHK = Koronare-Herz-Krankheit (Durchblutungsstörungen des Herzens) 52, 53, 54, 64, 65, 66, 218

Konjunctivitis (Bindehautentzündung) 32, 42, 43, 44, 218
Kopfschmerzen. *Siehe* Cephalea
Kreislaufprobleme 57

Lähmungen 177
Laryngitis (Halsentzündungen) 117, 118, 146, 218
Laxantienabusus 137
Libidomangel 19, 20, 54, 83, 106, 151, 152, 153, 154, 218
Lippen 67, 68
 - blasse 21, 61
 - blasse, geschwollene 68
 - geschwollene 68
 - rote 90
 - rote, geschwollene 84
 - rote, schmale 68
 - zyanotische 52, 53, 54, 64, 66, 218
Logorrhoe (Redefluss) 55, 218
Lumboischialgie (Rückenschmerzen) 41, 57, 60, 96, 103, 120, 132, 133, 143, 144, 145, 146, 151, 153, 154, 166, 172, 196, 218, 219

Magenkrämpfe 40
Malabsorbtionssyndrom (der Verdauungstrakt kann nicht ausreichend gut resorbieren) 69, 73, 134, 219
Mastitis (Brustdrüsenentzündung) 37, 38, 219
Menopausale Beschwerden (Wechseljahrbeschwerden) 16, 17, 50, 51, 57, 63, 146, 148, 219
Menstruation 36, 38, 77, 166, 202, 209
 - an Körpergewicht zunehmen vor

der - 72, 203
- Ausbleiben der - 22, 139, 146, 151, 214
- Blähungen vor der - 40
- klumpiges Blut zur Zeit der - 25
- Kopfschmerzen vor der - 201
- Magenkrämpfe zur Zeit der - 40
- Migräne vor der - 38
- Migräne vor und während der - 39
- Regulation der - 177
- Schmerzen vor der - 26, 27, 37, 38, 39, 40, 51, 172, 173, 208, 220
- Schmerzen zur Zeit der - 23, 24, 25, 26, 27, 37, 39, 40, 173, 208, 216
- störungen 22
- unregelmäßige, schmerzhafte oder zu schwache 21
- verspätete - 75
- zusätzliche - 77, 78, 79
- zu starke - 21, 77, 78, 79, 217

Meteorismus (Blähungen) 13, 14, 40, 69, 70, 71, 72, 81, 82, 83, 88, 95, 103, 104, 105, 106, 108, 109, 129, 131, 132, 133, 135, 136, 153, 154, 167, 210, 219

Migräne (seitliche Kopfschmerzen) 14, 29, 30, 37, 38, 39, 42, 43, 44, 110, 192, 193, 208, 209, 215

Morbus Meniere (eine Kombination aus Schwindel, Hörsturz, Ohrensausen) 41, 43, 44, 219

Müdigkeit 21, 23, 24, 47, 48, 52, 61, 68, 69, 72, 74, 75, 76, 82, 83, 103, 129, 172, 173, 196, 210, 219

Mund 67, 68, 79

Mundgeruch 84, 108, 109, 131, 132, 219

Mundgeschmack, bitterer 192, 193, 219

Mundtrockenheit 15, 55, 90, 92, 94, 115, 117, 118, 137, 138, 178, 179, 180, 188, 219

Muskelatrophie 69, 219

Myome (gutartige Gewächse der Gebärmutter) 25, 26, 27, 37, 177, 219

Myopie (Kurzsichtigkeit) 16, 22, 219

Nachtröpfeln nach dem Wasserlassen 141, 143, 144, 150

Nachtschweiß 15, 17, 41, 45, 49, 50, 51, 57, 60, 62, 63, 74, 96, 115, 117, 118, 120, 138, 145, 146, 147, 149, 196, 197, 219

Neurodermitis 23, 24, 34, 178, 219

Nykturie (nächtliches Wasserlassen) 52, 54, 72, 220

Obstipation (Verstopfung) 35, 80, 92, 97, 103, 109, 128, 132, 133, 134, 135, 136, 137, 138, 178, 179, 180, 181, 183, 188, 191, 201, 220

Ödeme (Wasseransammlungen) 53, 54, 67, 68, 69, 74, 75, 76, 80, 81, 84, 88, 111, 150, 151, 152, 220
- der Beine 111
- der Knöchel und Beine 167, 168
- der unteren Extremität 139
- im Gesichtsbereich 155, 156, 157

Ösophagitis (Entzündung der Speiseröhre) 101, 221

Osteoporose (niedrige Knochendichte) 139, 146, 220

Ovarialzysten (Eierstockzysten) 19, 20, 37, 39, 40, 80, 83, 172, 177, 220

Palpitationen (Herzklopfen) 41, 47, 48, 49, 50, 51, 52, 53, 54, 55, 60, 61, 62, 64, 220
Panikattacken 62, 220
Paradontose (Zahnfleischschwund) 59, 92, 220
Parästhesien (Missempfindungen) 15, 17, 21, 177, 220
Perniziöse Anämie (Vitamin B 12 Mangel) 22, 146, 220
Petechien (punktförmige Blutungen) 67, 77, 178, 179, 180, 220
Pflaumenkerngefühl 14, 216
PMS (Schmerzen vor der Monatsblutung) 13, 26, 27, 37, 38, 39, 40, 51, 172, 173, 201, 208, 220
Pneumonie (Lungenentzündung) 125, 126, 127, 189, 191, 220
Polyarthritis (Entzündliche Gelenkserkrankung) 171, 172, 173, 220
Polyurie (übermäßige Harnproduktion) 220
Prellungen 175, 177
Prostatadynie (Schmerzen im Bereich der Vorsteherdrüse) 18
Prostatitis (Entzündung der Vorsteherdrüse) 29, 31, 85, 160, 161, 163, 205, 220
Pruritus (Juckreiz) 146, 221, 237
Pseudokrupp (Entzündung des Kehlkopfes) 115, 116, 117, 118, 120, 138, 221
Psoriasis (Schuppenflechte) 34, 221

Rachen 111
- trockener - 145, 147

Reizbarkeit 13, 36, 38, 41, 43, 44, 59, 136, 192, 193, 221
Reizblase 75, 153, 154, 162, 221
Rheuma 34, 151
Rhinitis (Schnupfen) 82, 85, 112, 113, 166, 221, 237
Schlafstörungen (siehe auch Insomnia) 15, 46, 49, 55, 60, 61, 221
- Durchschlafprobleme 49, 57, 59, 96
- Einschlafprobleme 57, 60, 216
Schleimhautatrophie (Trockenheit) im Bereich der Vagina 146, 221
Schleimhäute 181
- trockene - 181, 183
Schluckschwierigkeiten 181, 183
Schmerzen 13, 18, 19, 20, 25, 170, 174, 175, 197, 198, 221
- aller Art 175
- beim Wasserlassen 55, 151, 159, 160, 161, 216
- im Abdomen 188
- im Bereich der Knie 146
- im Bereich der Lendenwirbelsäule 159
- im Bereich der Lendenwirbelsäule, der Knie und Beine 141
- im Bereich der Vorsteherdrüse 18
- im Bereich des Bauches 13, 86, 87, 99, 136
- im Bereich des Herzens 52, 53, 54, 64, 66
- im Bereich des Magens 90, 91
- im Bereich des Nackens 186, 187, 219
- im Bereich eines Gesichtsnerves 92, 129, 222
- im Epigastrikum 92

- im Unterbauch 18, 19, 20, 25, 205, 208
- im Zahnfleisch 92
- Kopfschmerzen. *Siehe* Cephalea
- lokalisierte - 25, 26, 27
- mit Schwellungen 174, 175
- starke - 198
- stechende - 25, 170, 174
- unter dem Hypochondrium (Rippenbogen) 13, 25, 26, 27, 36, 103
- vor der Menstruation 26, 27, 37, 38, 39, 40, 51, 172, 173, 208, 220
- zur Zeit der Menstruation 23, 24, 25, 26, 27, 37, 39, 40, 173, 208, 216

Schreckhaftigkeit 60, 61, 62
Schüttelfrost 185, 186, 187, 221
Schwächezustände 71
Schwäche im Bereich der Beine, Knie und Rücken 143
144
Schweißausbrüche 63, 155
Schweregefühl 54, 72, 74, 75, 76, 82, 86, 87, 103, 129, 170, 173, 196, 221
Schwerhörigkeit 221
Schwitzen 45, 137, 188
- profuses 47, 48, 110, 113, 114, 143, 144, 156, 157, 221
- spontanes 114
- starkes 181, 188, 190, 191
- zu starkes 114

Sexuelle Phantasien 145, 146, 147, 221
Singultus (Schluckauf) 90, 98, 100, 101, 102, 221
Sinusitis (Entzündung der Nasennebenhöhlen) 85, 112, 166, 221

Sodbrennen 94, 221
Spannungsgefühl
- der Brust 208
- im Unterbauch 18, 19, 20
- unter dem Rippenbogen 192
Spasmen (Krämpfe) 21, 183, 222
Spastik der Extremitäten (Krämpfe im Bereich der Gliedmaßen) 23, 24
Spermatorrhoe (Samenfluss ohne geschlechtliche Erregung) 141, 142, 143, 144, 145, 222
Status post partum (Zustand nach der Geburt) 137
Stomatitis (Entzündung der Mundschleimhaut) 55, 90, 91, 92, 94, 222
Strabismus (Schielen) 16, 17, 222
Süßverlangen 73, 74, 75, 76, 105, 222

Tachypnoe (oberflächliches, schnelles Atmen) 157
TBC (Tuberkulose) 116, 117, 120
Teint, gelber 69, 73
Temperatur
- subfebrile 145, 147
Tendovaginitis (Sehnenscheidenentzündung) 22, 23, 24, 175, 182, 183, 222
- Anfälligkeit für - 14, 21, 24, 183
Thrombose (Blutgerinnsel in einem Blutgefäß) 177, 222
TIA (Transitorische ischämische Attacken) 177
Tics 22, 222
Tinnitus (Ohrensausen) 15, 16, 17, 41, 42, 43, 44, 139, 145, 146, 151, 222

Tuberkulose 116, 117, 118, 120, 222, 238

Übelkeit 28, 29, 68, 80, 84, 86, 87, 89, 90, 91, 98, 100, 101, 102, 103, 121, 131
Ulcus duodeni (Zwölffingerdarmgeschwür) 80, 85, 90, 91, 93, 98
Ulcus ventriculi (Magengeschwür) 222
Unfruchtbarkeit 80, 142, 222
Unruhe 43, 44, 45, 48, 49, 50, 51, 57, 59, 60, 61, 62, 63, 74, 145, 147, 149, 179, 180, 188, 190, 191, 222
Untergewicht 91, 222
Unverträglichkeit
- von bestimmten Weizeneiweißstoffen 134, 223, 239
- von Vollkornprodukten, frischem Brot und Obst 69
Urin 28, 162, 163
- Blut im - 55, 77, 164, 178, 217
- Eiweiß im - 141
- gelber 31, 165
- gelber, spärlicher - 86, 87
- gelber, trüber - 84, 159, 163
- heller, geruchsloser 31, 150, 196
- heller - 72, 103, 106, 139
- klarer - 141
- stark konzentrierter 55, 92
- trüber 80, 103, 129
- trüber, geruchsintensiver 161
Urolithiasis (Steine im harnableitenden System) 159, 160, 161, 222
Uterus- und Ovarialzysten (Gebärmutter- und Eierstockzysten) 19, 20, 37, 39, 80, 83, 172, 177

Uteruszysten 18, 222

Varikositas (Krampfadern) 177, 222
Varikozele (Erweiterung der Venen im Hodensack) 18, 19, 20, 223
Vertigo (Schwindel) 15, 16, 17, 29, 42, 43, 44, 151, 223
Völlegefühl 13, 14, 72, 80, 81, 82, 84, 88, 98, 105, 106, 108, 109, 135, 136, 166, 167, 188, 208, 210, 211, 223
- am Thorax 124
- nach dem Essen 70, 71, 103
- und Schmerzen in der Bauchregion 86, 87, 191
- und Übelkeit 131
Vorhofflimmern 50, 51
Windempfindlichkeit 185, 223
Zahnfleischbluten 77, 79, 90, 91, 92, 210, 223
Zahnschmerzen 92, 146, 223
Zellulitis 69
Zöliakie (Unverträglichkeit von bestimmten Weizeneiweißstoffen) 134, 223
Zystitis (Blasenentzündung) 31, 55, 160, 162, 163, 164, 165, 178, 196, 223

LITERATURVERZEICHNIS

Thema TCM allgemein

Focks, C., Hillenbrand, N., *Leitfaden Traditionelle Chinesische Medizin*, 6. Auflage. Urban & Fischer, München 2010

Kaptchuk, T.J., *Chinese Medicine. The Web That Has No Weaver*. Rider, London 1983. Deutsch: Das große Buch der chinesischen Medizin. O.W. Barth Verlag, Wien 1992

Kirschbaum, B., *Die 8 außerordentlichen Gefäße in der traditionellen chinesischen Medizin*. ML-Verlag, Uelzen 1995

Kubiena, G., *Chinesische Syndrome verstehen und verwenden*. Maudrich, Wien – München – Bern 1996

Lorenzen, U., Noll, A., *Die Wandlungsphasen der traditionellen chinesischen Medizin*. Bd. 1—5 (1992, 1994, 1996, 1998, 2000), Müller & Steinicke, München

Lu, H., *Doctors' Manual of Chinese Food Cures and Western Nutrition*. Academy of Oriental heritage, Vancouver 1995

Maciocia, G., *The Foundations of Chinese Medicine*, Churchill Livingstone, New York 1989; Deutsch: *Die Grundlagen der Chinesischen Medizin*, Verlag für Ganzheitliche Medizin, Kötzting 1995

Pitchford, P., *Healing with Whole Food*, North Atlantic Books, Berkeley 1993

Ploberger, Florian, *Grundlagen der Traditionellen Chinesischen Medizin*, Bacopa Verlag, Schiedlberg, 2007

Ploberger, Florian, *Psychologische Aspekte in der Traditionellen Chinesischen Medizin*, Bacopa Verlag, Schiedlberg, 2006

Porkert, M., *Neues Lehrbuch der chinesischen Diagnostik*. Phainon Edition & Media GmbH, Dinkelscherben 1993

Ross, J., *Zang Fu*. Churchil Livingstone, Edinburgh 1985. Deutsch: *Zang Fu*. ML-Verlag, Uelzen 1992

Schnorrenberger, C.C., *Lehrbuch der Chinesischen Medizin für westliche Ärzte*. Hippokrates Verlag, Stuttgart 1979

Wiseman, N., Ellis, A., *Fundamentals of Chinese Medicine.*
Paradigm Publications, Brookline MA 1994

Wiseman, N., Feng, Y., *A Practical Dictionary of Chinese Medicine.*
Paradigm Publications, Brookline MA 2. Aufl. 1998 (englisch)

Wühr, E., *Chinesische Syndromdiagnostik.* Verlag für Ganzheitliche Medizin
Dr. Erich Wühr, Kötzting 1999

Zhong Yi Mai Xiang Yan Jiu, *Studien des chinesischen Sphygmogramms,*
von Huang Shilin et al.

Zhong Yi Zhen Duan Jiang Yi, *Lehrbuch für traditionelle chinesische Diagnostik,* Gesundheitsministerium der VR China

Zhong Yi Zhen Duan Xue, *Diagnostics of TCM,* Shano Dong University of TCM

Thema Pulsdiagnostik

Flaws, B., *Chinese Pulse Diagnosis.* Blue Poppy Press, Boulder CO 1995

Flaws, B. *The Lakeside Master's Study of the Pulse,* Blue Poppy Press

Jian Ming Zhong Yi Zhen Duan, *Einführung in die traditionelle chinesische Pulsdiagnose,* Pekinger Hochschule für TCM

Julian Scott, *An Introduction to Pulse Diagnosis,* The Journal of Chinese Medicine 14, 1984

Li Dong Yuan, *Pi Wei Lun,* Blue Poppy Press

Li Shi-Zhen, *Pulse Diagnosis,* Paradigm Publications

Ploberger, Florian (Hsg.), Verma, Vinod, *Pulsdiagnose in der Chinesischen und Ayurvedischen Medizin,* Bacopa Verlag, Schiedlberg, 2009

Nguyen Van Nghi, Dr., *Differenzierte Pulsdiagnose,* Kurs der S.G.A., Lausanne, August 1971; erschienen in: L'Acupuncture Physiologique 2 & 3

Wang Shu-he, *The Pulse Classic,* A translation of the Mai Jing, translated by Yang Shou-Zhong, Blue Poppy Press

Zhao, Enjian et al., *Pulsdiagnostics of Traditional Chinese Medicine.* Tianjin Science & Technology Press 1995 (chinesisch)

Thema Zungendiagnostik

Kirschbaum, B., *Atlas und Lehrbuch der Chinesischen Zungendiagnostik.* Bd. 1, Verlag für Ganzheitliche Medizin, Kötzting 1998

Lai, Yiming, *Geheimnis zur Zungenbeobachtung und Krankheitserkennung,* Hangzhou-Verlag, Hangzhou 1996 (chinesisch)

Maciocia, G., *Tongue diagnosis in Chinese Medicine,* Eastland Press, Seattle 198. Deutsch: *Zungendiagnose in der chinesischen Medizin,* ML-Verlag, Uelzen 1996

Song, Tianbin, *Atlas der chinesischen Zungendiagnostik.* People's Health Publishing House, Peking 1984 (chinesisch)

Wang, Jili et al., *Classification and Differentiation of the Inspection auf the Tongue.* Chinese Medical Scientific Press 1992 (chinesisch)

Yuan, Heping, *Chinesische Zungendiagnostik.* Urban & Fischer, München 2001

Thema Akupunktur

Chen, Youbang et al., *The Therapeutics for Chinese Acupuncture and Moxibustion.* Chinese Science & Technology Press, Beijing 1990 (chinesisch)

Chen, Xinnong et al., *Chinese Acupunture and Moxibustion.* Foreign Languages Press, Beijing 1987 (englisch)

Deadman, P., Al-Khafaji, M., Baker, K., *A Manual of Acupuncture.* Journal of Chinese Medicine Publications, East Sussex 1998, Deutsch: Verlag für Ganzheitliche Medizin, Kötzting 2000

Fu, Qiang, *The Practical Handbook of the Treatment for Acupuncture and Moxibustion*; Chinese Traditional Medicine Press, Beijing 1991 (chinesisch)

Geng Junying et al., *Selecting the Right Acupoints.* New World Press, Deutsch: *Wie man eine erfolgreiche Akupunkturkombination erstellt.* Verlag für Ganzheitliche Medizin, Kötzting 2000

Institute für Acupuncture of Chinese Academy of T.C.M.: *Advance in Acupuncture and Acupuncture Anaesthesia*. The People's Publishing House, Beijing 1980 (englisch)

Ma, Zhongxue, *International Exchange's Handbook for Acupuncture and Moxibustion*. Shandong Science & Technology Press 1992 (chinesisch)

O'Connor, J., Bensky, D., *Acupuncture, a Comprehensive Text*. Shanghai College of Traditional Medicine, Eastland Press, Seattle 1981

Peking University of Traditional Chinese Medicine: *Outline for Chinese Acupuncture and Moxibustion*. Jindun Publishing House, Beijing 1996 (chinesisch)

Ross, J., *Akupunkturpunktkombinationen*. ML-Verlag, Uelzen 1998

The Location of Acupoints. Foreign Languages Press, Beijing 1990

Thema Kräuterheilkunde in der TCM

Bensky, D., Barolet, R., *Chinese Herbal Medicine, Formulas & Strategies*, Eastland Press, Seattle, 1990

Bensky, D., Gamble, A., *Chinese Herbal Medicine, Materia Medica*. Eastland Press, Seattle 1986

Chen Song Fu, Li Fei, *A clinical Guide to Chinese Herbs and Formulas*, Churchill Livingstone, Edinburgh, London, Madrid, Melbourne, New York, Tokio 1993

Chevallier, A., *Enzyklopädie der Heilpflanzen*, BLV, München, 1998

Deutsch: *Chinesische Arzneimitteltherapie und Behandlungsstrategien*, Verlag für Ganzheitliche Medizin, Kötzting

Flaws, Bob, *Seventy Essentials TCM Formulas for Beginners*. Blue Poppy Press, Boulder CO 1994, Deutsch: *Siebzig grundlegende Rezepte der Chinesischen Arzneimitteltherapie*. Verlag für Ganzheitliche Medizin, Kötzting 1997

Hempen, C.-H., Fischer, T., *Leitfaden Chinesische Phytotherapie*. Urban & Fischer, München 2001

Hin-che Yeung, *Handbook of Chinese Herbs*, Institut of Chinese Medicine, Rosemead

Paulus, Ernst; Ding Yu-He, *Handbuch der traditionellen chinesischen Heilpflanzen*, Karl F. Haug Verlag, Heidelberg 1987

Porkert, M., *Klinische chinesische Pharmakologie*. Phainon Edition & Media GmbH, Dinkelscherben 1994

Stöger, E. A., *Arzneibuch der chinesischen Medizin*. 2. Auflage, Deutscher Apotheker Verlag, Stuttgart 2001

Zhang, Enqin, *A practical Englisch-Chinese Library of Traditional Chinese Medicie Vol. 1 12*. Publishing House of Shanghai College of Traditional Chinese Medicine, Shanghai 1988, Volume 4, The Chinese Materca Medica

Thema westliche Kräuterheilkunde

Bedrik, Karin, *Westliche Heilpflanzen in der TCM*, Medizinische Literarische Verlagsgesellschaft, Uelzen 2000

Blarer Zalokar, Peter und Ulrike, *Praxisbuch Westliche Heilkräuter und Chinesische Medizin. Wirkungsbeschreibungen und Indikationen der im Westen gebräuchlichen Phytotherapeutika*, Bacopa Verlag, Schiedlberg 2011

Holmes, Peter, *The Energetics of western herbs*, Artemis Press USA, 1989

Madaus, Gerhard, *Lehrbuch der Biologischen Heilmittel*, Georg Olms Verlag, Hildesheim, New York, 1979

Magel/Prinz/Luijk van, *180 westliche Kräuter in der Chinesischen Medizin*, Haug Verlag, Stuttgart 2013

Pahlow, M., *Das große Buch der Heilpflanzen*, Gräfe und Unzer, 1993

Ploberger, Florian, *Westliche und traditionell chinesische Heilkräuter*, Bacopa-Verlag, Schiedlberg, 2017

Ploberger, Florian, *Das Große Buch der Westlichen Kräuter aus Sicht der Traditionellen Chinesischen Medizin*, Bacopa Verlag, Schiedlberg, 2013

Ross, Jeremy, *Westliche Heilpflanzen und Chinesische Medizin – Kombination und Integration*, Verlag für Ganzheitliche Medizin, Kötzting 2006

Schauenberger, P., F. Paris, *Heilpflanzen*. BLV, München, 1981

Schneider, Ernst, *Nutze die Heilkräftigen Pflanzen*, Saatkorn Verlag Hamburg, 1974

Traversier/Staudinger/Friedrich, *TCM mit westlichen Pflanzen. Phytotherapie – Akupunktur – Diätetik*, Haug Verlag, Stuttgart 2010

Traversier, Rita, *Westliche Pflanzen und ihre Wirkungen in der TCM*, Haug Verlag, Stuttgart 2014

Wurzer, W., *Die Große Enzyklopädie der Heilpflanzen*. Neuer Kaiser, Klagenfurt, 1994

HEILKRÄUTER-BEZUGSQUELLEN

Apotheken in Österreich, in denen chinesische Kräuter zu beziehen sind
(geordnet nach Postleitzahlen)

Apotheke Zu unserer lieben Frau bei den Schotten, Freyung 7, 1010 Wien,
Tel.: 01/5332457; Fax: 01/5352337

Apotheke Zum Schwan, Schottenring 14, 1010 Wien,
Tel.: 01/5333541; Fax: 01/5332579-30

Mag. Kottas Kräuterhaus – Heilkräuterspezialist seit 1975,
Beratung und Detailverkauf, 1010 Wien, Freyung 7, Tel.: 01/5339532

Augarten-Apotheke, Untere Augartenstraße 13, 1020 Wien,
Tel.: 01/332 75 62, Fax: 01/332 75 62/31

Apotheke Zur heiligen Elisabeth, Landstraßer Hauptstraße 4, 1030 Wien,
Tel.: 01/7134480; Fax: 01/7134481

Apotheke zum Einhorn, Margaretenstraße 31, 1040 Wien,
Tel.: 01/587 46 47; Fax: 01/587 46 47-16

Herz Jesu Apotheke, Wiedner Hauptstraße 95, 1050 Wien,
Tel.: 01/545 14 14; Fax: 01/545 14 14-5

Apotheke Zur Kaiserkrone, Mariahilferstraße 110, 1070 Wien,
Tel.: 01/5262646; Fax: 01/5262647

Walfisch Apotheke, Lerchenfelder Straße 41, 1070 Wien,
Tel.: 01/5238179; Fax: 01/52381792

Maria-Treu-Apotheke, Josefstädterstraße 68, 1080 Wien,
Tel.: 01/4052680; Fax: 01/4056603

Welt-Apotheke, Lerchenfelder Straße 122, 1080 Wien,
Tel.: 01/405 21 18; Fax: 01/406 14 13

Vindobona-Apotheke, Bauernfeldplatz 4, 1090 Wien,
Tel.: 01/3175191; Fax: 01/3175191-4

Schubert Apotheke, Arndtstraße 88, 1120 Wien,
Tel.: 01/8137232; Fax: 01/8137232-30

Metatron Apotheke e.U., Oswaldgasse 65, 1120 Wien,
Tel.: 01/8020280; Fax: 01/8020280-80

Apotheke am Lainzer Platz, Lainzerstraße 139, 1130 Wien,
Tel.: 01/8048107; Fax: 01/8048107-15

St. Anna-Apotheke, Linzer Straße 250, 1140 Wien,
Tel.: 01/9143115; Fax: 01/9143115-16

Apotheke Maria vom Siege, Mariahilferstraße 154, 1150 Wien,
Tel.: 01/8923447; Fax: 01/8923447-13

Sandleiten-Apotheke, Sandleitengasse 49-51, 1160 Wien,
Tel.: 01/4862143; Fax: 01/4862143-4

Adler-Apotheke, Kirchstetterngasse 36, 1160 Wien,
Tel.: 01/4931889; Fax: 01/4944227

Apotheke Zur Mutter Gottes, Sternwartestraße 6, 1180 Wien,
Tel.: 01/4783464; Fax: 01/4783464-3

Apotheke Nussdorf, Heiligenstädterstraße 140, 1190 Wien,
Tel.: 01/367 45 04; Fax: 01/367 45 04-20

Apotheke Hackenberg, Heiligenstädterstraße 140, 1190 Wien,
Tel.: 01/3674504; Fax: 01/3674504-20

Apotheke Zum Weinberg, Grinzingerstraße 83, 1190 Wien,
Tel.: 01/3700070; Fax: 01/3700070-70

Donau-Apotheke, Donaufelderstraße 99, 1210 Wien,
Tel.: 01/2569797; Fax: 01/2569797-7

Apotheke U2, Lavaterstr. 6/3/58, 1220 Wien,
Tel.: 01/2832470; Fax: 01/2832470-70

Apotheke Rodaun, Ketzergasse 368, 1230 Wien,
Tel.: 01/8884170-0; Fax: 01/8892727

Marian-Apotheke Dürnkrut, Hauptstraße 49, 2263 Dürnkrut,
Tel.: 02538/80320, Fax: 02538/80320-4

Georg-Apotheke, Badstraße 49, 2340 Mödling,
Tel.: 02236/24139; Fax: 02236/24139-4

Südstadt-Apotheke KG, Südstadtzentrum 2, 2344 Maria Enzersdorf,
Tel.: 02236/42489; Fax: 02236/42489-32

Apotheke ApoTeeke, Wr. Neustädter Straße 32b, 2524 Teesdorf,

Tel.: 02253/80540; Fax.: 02253/80540-40

Alte Kronen Apotheke, Hauptplatz 13, 2700 Wiener Neustadt,
Tel.: 02622/23300; Fax: 02622/23300-23

Apotheke Zur heiligen Dreifaltigkeit, Hauptplatz 25, 3040 Neulengbach,
Tel.: 02772/52421; Fax: 02772/52421-4

Panther-Apotheke, Josefstraße 51–53, 3100 St. Pölten,
Tel.: 02742/720590; Fax: 02742/720

Sonnenapotheke, Staasdorfer Straße 15, 3430 Tulln,
Tel.: 02272/961796; Fax: 02272/961796-20

Linzer Schutzengel-Apotheke, Herrenstraße 2, 4010 Linz,
Tel.: 0732/778227; Fax: 0732/7659149

Resch-Apotheke, Rudolfstraße 13, 4040 Linz-Urfahr,
Tel.: 0732/731121; Fax: 0732/731121-12

Apotheke im Sonnengarten; Wagnerweg 2, 4203 Altenberg,
Tel.: 07230/70959, Fax: 07230/70959-11

Hoyer's Nibelungen-Apotheke, Langenharterstraße 40, 4300 St. Valentin,
Tel.: 07435/58480; Fax: 07435/58480-84

St. Berthold Apotheke, St. Berthold Allee 23, 4451 Garsten,
Tel.: 07252/53131; Fax: 07252/53131-6

Apotheke Zum Lebensbaum, Berchtesgadnerstraße 35b, 5020 Salzburg,
Tel.: 0662/828182; Fax: 0662/828182-11

Fürstenallee-Apotheke, Nonntaler Hauptstraße 61, 5020 Salzburg,
Tel.: 0662/821964; Fax: 0662/821964-4

Arnika-Apotheke, Halleiner Landesstraße 7, 5412 Puch,
Tel: 06245/70058; Fax: 06245/70058-10

Apotheke Boznerplatz, Zum heiligen Konrad, Bozner Platz 7,
6020 Innsbruck; Tel.: 0512/585817; Fax: 0512/585817-3

Lindenapotheke, Amraserstraße 106a, 6020 Innsbruck,
Tel.: 0 512/341491; Fax: 0512 341491-15

Burggrafen-Apotheke, Gumppstraße 36, 6020 Innsbruck,
Tel.: 0512/328530; Fax: 0512/328531

Kur- und Stadt-Apotheke, Oberer Stadtplatz, 6060 Hall in Tirol,
   Tel. und Fax: 05223/45000

Lebensquell-Apotheke, Haselstauderstraße 29a, 6850 Dornbirn,
   Tel.: 05572/201120; Fax: 05572/201120-3

Adler-Apotheke, Hauptplatz 4, 8010 Graz,
   Tel.: 0316/830342; Fax: 0316/830342-10

Apotheke Am Eisernen Tor, Opernring 24, 8010 Graz,
   Tel.: 0316/829647; Fax: 0316/827550

Löwen-Apotheke, Wienerstraße 19, 8010 Graz,
   Tel.: 0316/714691; Fax: 0316/714691-7

St. Thomas Apotheke, Hauptstraße 95, 8141 Unterpremstätten,
   Tel.: 03136/54470; Fax: 03136/54470-17

Stiftsapotheke St. Lambrecht, Hauptstraße 1, 8813 St. Lambrecht,
   Tel.: 03585/2280; Fax: 03585/2280-4

Apotheke Zur Mariahilf, Hauptplatz 6, 8820 Neumarkt,
   Tel.: 03584/2284; Fax: 03584/2284-13

Apotheke Ebental, Miegererstraße 41, 9065 Ebental,
   Tel.: 0463/318610; Fax: 0463/318611

Kreisapotheke Villach, Hauptplatz 4, 9500 Villach,
   Tel.: 04242/24118; Fax: 04242/24118-4

Wir haben uns bemüht, die angeführten Adressen so aktuell wie möglich zu halten, naturgemäß wird es aber immer wieder zu Änderungen von Adressen, Telefonnummern, e-mail- und Internet-Adressen kommen.
Wir sind gerne bereit, aktualisierte Daten, auch neue gutsortierte Apotheken in der nächsten Auflage zu berücksichtigen, wenn Sie uns dies unter der e-mail-Adresse verlag@bacopa.at mitteilen.

ÜBER DEN AUTOR

Dr. med. **Florian Ploberger** B. Ac., MA, Wien,
geboren im Wasser-Büffel-Yin-Jahr 1973.

Schwerpunkte: Traditionelle Chinesische Medizin (TCM) und Tibetische Medizin.

Ausbildungen: Medizinstudium und Turnus in Wien, Akupunkturausbildung bei der Österreichischen Gesellschaft für Akupunktur und Aurikulotherapie 1996; dreijährige TCM-Ausbildung bei Claude Diolosa bis 1998; Bachelor in Akupunktur der K.S. Universität in den USA 1999; vier Semester Studium der Sinologie sowie 45 teilweise mehrmonatige Studien- und Forschungsaufenthalte in China (TCM-Universität in Peking, TCM-Universität in Chengdu), Indien (LTWA – Library of Tibetan Works & Archives, Men-Tsee-Khang (Institut für Tibetische Medizin und Astrologie unter der Schirmherrschaft des XIV. Dalai Lama in Dharamsala, Nordindien)) und Nepal. 2012 Master der Tibetologie an der Universität Wien.

Wahlarzt in Wien und Baden.

Publikationen: Internationale Lehrtätigkeit und zahlreiche Publikationen in den Themenbereichen TCM (z.B. das bereits in 9. Auflage erschienene Buch „Westliche Kräuter aus Sicht der Traditionellen Chinesischen Medizin" (auch in englischer Sprache unter „Western Herbs from the Traditional Chinese Medicine Perspective" erhältlich) und Tibetische Medizin. Zahlreiche Artikel in deutschen sowie englischsprachigen Fachzeitschriften, „peer reviewer" für die wissenschaftliche Fachzeitschrift „Asian Medicine" (ASME).

Leiter des Wissenschaftlichen Beirates des Bacopa-Bildungszentrums in Oberösterreich sowie Präsident der ÖAGTCM (Österreichischen Ausbildungsgesellschaft für Traditionelle Chinesische Medizin). Gründungsmitglied der ÖÄGTM (Österreichischen Ärztlichen Gesellschaft der Tibetischen Medizin). Mitglied von SKI (Sorig Khang International) und IASTAM (International Association for the Study of Traditional Asian Medicine) sowie „Executive Committee Member" der WFCMS (World Federation of Chinese Medicine Societies).

2016 wurde er zu einem der Direktoren der „Alliance of Research and Development of Traditional Medicine, Complementary Medicine and Integrative Medicine" der Fudan University in Shanghai ernannt.

Vorträge bzw. Lehrtätigkeiten: 2008 wurde er vom Men-Tsee-Khang eingeladen, dort Vorträge zu halten.
Seit 2007 Lehrtätigkeit als Univ. Lektor am Institut für Südasien-, Tibet- und Buddhismuskunde (ISTB) der Universität Wien über diverse Themen der Tibetischen Medizin. Im Rahmen dieser Tätigkeit konnte er bedeutende tibetische

Ärzte wie beispielsweise Dr. Dawa, Dr. Namgyal Qusar, Dr. Tsultrim Kalsang, Dr. Teinlay P. Trogawa, Dr. Wangdue sowie die Astrologin Dr. Tsering Choezom zu Gastvorträgen an die Universität einladen.

Im Sommer-Semester 2010 ein Semester lang Lehrtätigkeit am „Institute of South and Central Asia" der Prager St. Charles University, 2011 ein Gastvortrag am Institut für Ostasienwissenschaften der Universität Wien / Bereich Sinologie, seit 2012 jährlich ein Gastvortrag an der Medizinischen Universität Wien im Rahmen der Ringvorlesung Komplementärmedizin, 2014 vier Vorträge über „Westliche Kräuter aus Sicht der TCM" auf Einladung der Österreichischen Apothekerkammer sowie ein Vortrag am Institut der Sozialanthropologie der Österreichischen Akademie der Wissenschaften (ÖAW). 2017 ein Gastvortrag am Institut für Indologie und Zentralasienwissenschaften der Universität Leipzig. 2018 begann sein Lehrauftrag am FH Campus Wien (Masterlehrgang Ganzheitliche Therapie und Salutogenese (Gesunderhaltung) über Tibetische Medizin.

Darüber hinaus Vortragstätigkeit bei diversen internationalen Kongressen, beispielsweise 2012 am 12. ICOM-Kongress in Seoul/Südkorea, 2014 am „3rd International Congress on Traditional Tibetan Medicine" in Kathmandu/Nepal sowie Vorsitzender der Sitzung „Akupunktur" beim Menopausekongress in Wien (Veranstalter: Universitätsklinik für Frauenheilkunde), 2015 am „International Workshop on Tibetan medical formulas" an der University of Westminster in London / British Academy, am „Establishing Meeting for the Tibetan Medicine Committee of the World Federation of Chinese Medicine Societies & First Annual Conference on Tibetan Medicine" in Xining, China, sowie bei der „4th International Academic Conference on Comparison of Traditional and Modern Medicine" in Yunnan, China. 2016 am „14th Seminar of the International Association for Tibetan Studies" in Bergen, Norwegen, sowie bei der „5th International Academic Conference on Comparison of Traditional and Modern Medicine" in Xingyi, China.

2017 am „5th International Congress on Sowa Rigpa" in Kathmandu, am „9th International Congress on Traditional Asian Medicines" (ICTAM IX) in Kiel, sowie bei der „6th International Academic Conference on Comparison of Traditional and Modern Medicine" in Nanning, China. In Nanning wurde er zu einem der Direktoren des akademischen Beirates ernannt.

2018 am „5th International Seminar of Young Tibetologists" (ISYT) an der Universität St. Petersburg, Russland.

rgyud-bzhi Übersetzung:

2009 wurde er offiziell von Dr. Dawa, dem damaligen Direktor des Men-Tsee-Khang, in Absprache mit dem „Health Department" der Exilregierung der Tibeter mit der Übersetzung der ersten beiden Teile des bedeutendsten Werkes der Tibetischen Medizin *(rgyud-bzhi)* beauftragt. Dieser nun unter dem deutschen Titel „Wurzeltantra und Tantra der Erklärungen" erschienene Text dient seit dem 12. Jahrhundert als Grundlagentext in der Ausbildung der tibetischen Mediziner und wird noch heutzutage auswendig gelernt.

2011 wurde er von Dr. Tamdin, dem damaligen Direktor des Men-Tsee-Khang, mit der Übersetzung des letzten Teiles der *rgyud-bzhi* beauftragt (erschienen 2015 unter dem Titel „Das letzte Tantra aus die vier Tantra der Tibetischen Medizin").

2017 erfolgte von Direktor Tashi Tsering Phuri der Auftrag, einen weiteren Abschnitt (die ersten 27 Kapitel des dritten Teiles) zu übersetzen.

Preisträger des lebensweise-Preises 2013 in der Kategorie Wissenschaft & Medizin.

Weitere Informationen finden Sie unter www.florianploberger.com

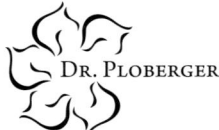

Mögen alle Wesen glücklich und frei von Leiden sein!